Sobrepeso y obesidad

Derriba mitos y logra objetivos

Irene Ventriglia
Elena Chimirri
Tamara Lareu
Diego Fernández

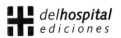

del*hospital*
ediciones

N**ED**
ediciones

Esta edición internacional de *Sobrepeso y obesidad. Derriba mitos y logra objetivos* es fruto de un acuerdo institucional entre Ned Ediciones y el proyecto editorial del Instituto Universitario del Hospital Italiano de Buenos Aires, delhospital ediciones, que tiene por misión difundir todos los aspectos relacionados con la salud del ser humano.

© 2021, Irene Ventriglia, Irene Ventriglia, Elena Chimirri, Tamara Lareu, Diego Fernández
© delhospital ediciones
Web: www.hospitalitaliano.org.ar/educacion/editorial
Mail: delhospital.ediciones@hospitalitaliano.org.ar

Diseño de cubierta: Juan Pablo Venditti

Derechos reservados para todas las ediciones en castellano

Primera edición, 2022

© Ned ediciones
www.nedediciones.com

Preimpresión: Editor Service, S.L.
www.editorservice.net

ISBN 978-84-18273-52-0
Depósito legal: B 13984-2021

Índice

Prólogo

Querido lector:

Si ya has abierto este libro, es porque estás convencido de que la historia de la obesidad debe cambiar. Ya sea porque es un tema personal o porque tomaste conciencia de que es una epidemia imparable de nuestros tiempos, que pone en riesgo grave la salud de quienes la padecen y, sobre todas las cosas, porque su historia puede cambiarse.

Es bien sabido que existe mucho escrito al respecto, algunos textos tienen un enfoque irreal de claves y secretos para lograr ese peso ideal que nos llega desde muchísimas fuentes. Nada de eso encontrarás en estas páginas, que, en contraste, están pobladas de conceptos nacidos de la evidencia científica, el sentido común y la vasta experiencia de un cuerpo profesional dedicado al tema hace más de 25 años. El planteamiento es simple: si cada uno comprende el origen del problema y la necesidad de cambiar, más de la mitad del camino está hecho. Los autores entonces nos guían a través de la motivación necesaria para que esos cambios se traduzcan en acciones concretas apoyadas sobre los pilares de la alimentación saludable y la actividad física. Un cambio posible, de impacto sobre la calidad de vida de las personas y la salud de toda la población. Y fundamentalmente, un cambio que genera en cada uno de los que lo viven un agente capaz de transmitir a otros el mensaje de cómo cambiar su historia frente al problema.

Un mensaje claro, sin dobles sentidos, que nos pone en el sendero de vivir una vida mejor, más activa y saludable. Todo eso de por sí hace de esta novedad editorial un camino para ser recorrido que termina con cada lector y logra cambiar los hábitos que podemos cambiar para que nuestra historia sea otra, ésa que queremos disfrutar en plenitud.

Dr. Leonardo Garfi

1

Repensar el sobrepeso y la obesidad

Sobrepeso y obesidad: un problema mundial

El sobrepeso y la obesidad cada vez son más frecuentes en la población general y desde hace décadas se discute cuáles son las causas que explican este fenómeno. Según datos de la Organización Mundial de la Salud, la obesidad se duplicó en más de dos veces desde 1980.

En 2014, el 39% de la población adulta mundial tenía sobrepeso y el 13% presentaba obesidad. Además, 41 millones de niños menores de 5 años estaban excedidos de peso, de los cuales, alrededor de un tercio se encontraban dentro de la categoría de obesos. Se calcula que la mayoría vive en países donde muere más gente por acumular kilos que por sufrir desnutrición.

En 2020, el Estudio Nutricional de la Población Española (ENPE) pone de manifiesto que el 53,6% de los españoles tiene obesidad o sobrepeso. Así, el 22% de los españoles tiene obesidad, sin diferencias entre hombres y mujeres, y el 31,6% presenta sobrepeso, siendo éste significativamente mayor en varones. Tanto la obesidad como el sobrepeso aumentan con la edad, alcanzando la mayor tasa en el grupo de población de 65 años o más.

Los profesionales de la salud intentan dar respuesta a esta pandemia promoviendo pautas alimentarias y de actividad física saludables que resultan ineficaces y terminan siendo inapropiadas, pues no se las articula con políticas públicas.

Algunos determinantes de la epidemia de obesidad son:

1. Desconocimiento del sobrepeso y la obesidad en su sentido global: no considerarlo como un factor de riesgo o como una enfermedad que presenta multiplicidad de causas que a su vez se combinan en muy variadas proporciones, articulando lo metabólico, hereditario y familiar,

psicológico, social y cultural. Conjunto de factores que tienen un gran común denominador, que es el contexto político-económico.

2. Las acciones industriales, en especial la industria de la alimentación y diversos grupos de poder cuyos intereses no suelen alinearse con las necesidades que mínimamente se requieren para garantizar una vida saludable en el marco de una sociedad, en el más amplio de los sentidos, ya sea en la alimentación, o lo que respecta a la salud y el movimiento de las personas adultas y de los niños.

3. Falta de políticas públicas e investigaciones nacionales e internacionales alineadas con el «Plan de acción mundial para la prevención y el control de las enfermedades no transmisibles» que se propone realizar avances en distintas áreas. Uno de sus objetivos es detener el aumento de la obesidad mundial antes de 2025.

Los hábitos, en especial los de la alimentación, son una «construcción». Se construyen, por un lado, con la herencia de las costumbres y las creencias familiares y socioculturales y, por otro, en base a la disponibilidad, variedad y el coste de los alimentos. Es aquí donde toman importancia fundamental las distintas políticas implementadas, que se dan obviamente en un marco económico determinado.

Como afirmamos en nuestra filosofía de trabajo, comer es un derecho y, al mismo tiempo, algo que nos da placer y está fuertemente asociado al derecho a la salud. Proteger el derecho a la alimentación no sólo implica abordar la problemática de la desnutrición, sino que se debe ampliar al campo de la mala alimentación.

Es por eso que se vuelve indispensable implementar políticas públicas que sean eficaces para favorecer la incorporación de nuevos hábitos saludables para toda la población.

Repensar la obesidad

Una forma todavía vigente de enfocar el sobrepeso y la obesidad consiste en atribuir su causa a un desequilibrio entre las calorías que se ingieren y aquéllas que se gastan.

Con esta visión, el tratamiento se centra en la responsabilidad y la voluntad de cada persona.

Ya a comienzos del siglo XX un médico famoso de Estados Unidos, William Brady, acusaba: «la causa más común de obesidad es la ingestión excesiva de combustible [alimentos] acoplada con una pura holgazanería».

Existen otras frases muy enraizadas en nuestra cultura, como por ejemplo:

> «Hay que lograr que la gente coma menos y se mueva más»;
> «Los pacientes obesos en general son de carácter perezoso, tienen poca ambición y carentes de fuerza de voluntad»;
> «Los niños obesos tienen apetitos voraces y no hacen suficiente actividad física».

Esto, en un sentido, es correcto. Sin embargo, de esta manera se sigue valorando el problema como individual: una debilidad de carácter, una expresión de la falta de voluntad.

El entorno, (la familia, los amigos) y, en ocasiones, los profesionales que atienden a personas con sobrepeso y obesidad las culpan por sus malos hábitos, su falta de conducta y de voluntad, así como por sus «reiterados fracasos» ante diversos tratamientos para adelgazar.

El paciente, ahora como entonces, experimenta culpa y frustración. También aislamiento. Sabe que el entorno lo hace responsable por no haber podido, una vez más, sostener las indicaciones que recibió y que habitualmente recibe para bajar de peso, y sufre por haber defraudado las expectativas de su médico o nutricionista, así como las de su familia. Lo que se suma a su propia frustración y sufrimiento. Es inevitable que se quede solo frente a lo que siente que es *su* problema por no poder enfrentarlo eficazmente.

Es tiempo de ampliar la mirada y analizar más profundamente cuáles son las verdaderas causas de la obesidad y quiénes son los verdaderos responsables de su perpetuación.

Comer como un hecho cultural

En pleno siglo XXI podemos afirmar que vivimos en una sociedad obesogénica: esto quiere decir que todo está dado para que comamos mucho y nos movamos poco.

La comida y «el comer» se asocian con cada uno de nuestros actos de la vida cotidiana.

Para ilustrar este concepto y sólo a modo de ejemplo (porque más adelante será desarrollado con mayor profundidad), observamos que cada vez más la industria alimentaria incentiva a través de la publicidad el comer mucho para celebrar, agasajar, premiar, homenajear. Y tan fuerte es este «mandato» que no cumplirlo es visto como una actitud descortés, inapropiada e irrespetuosa, entre muchas otras calificaciones.

Hay frases que nuestros pacientes comparten día tras día:

> *«Cómo no iba a comer, si había cocinado para mí».*
> *«Me invitó a cenar, era mi cumpleaños».*
> *«Se juntan para todos los partidos de la selección; vino y empanadas».*
> *«Nos juntamos todos los viernes, pizza y cerveza».*

«Nos gusta reunirnos todos los fines de semana en familia, cada uno lleva algo...».

«A finales de noviembre ya comienzan los festejos de Navidad y año nuevo. Y siguen durante todo el mes de diciembre».

Todo «encuentro» se da en el marco de comer y beber algo...

No se concibe la idea de encontrarse, caminar y charlar, o sentarse en el banco de una plaza, o ir al bar a tomar un café; o ir al cine y sólo mirar la película y charlar.

Toda reunión social incluye comidas y ha quedado inscrito en nuestra piel que no ofrecer alimentos es descortés.

Pero al mismo tiempo y, paradójicamente, esa misma sociedad también señala, rechaza y discrimina a quien presenta exceso de peso. Denigra al «gordo» y lo percibe como único responsable de su sobrepeso.

Es necesario resignificar a la obesidad como un problema global con múltiples causas: ambientales, socioculturales, familiares, psicológicas, metabólicas y hereditarias, políticas y económicas.

Los alimentos cambiaron conforme lo hacía la vida humana, pero las transformaciones de los últimos cien años han sido vertiginosas. Como señaló el fisiólogo francés Guy Grant, «la obesidad es sólo un excelente mecanismo de compensación que desarrolló el ser humano ante los dramáticos cambios acaecidos».[1]

¿Cuáles han sido las múltiples transformaciones producidas en el área de la alimentación y el movimiento? Como planteamos en nuestro libro anterior, *Obesidad: otra mirada*, los seres humanos hemos pasado de la necesidad de movernos continuamente para conseguir alimento y sobrevivir, al sedentarismo que padecemos

---

1. Citado en: Ventriglia, I., Chimirri, E., Fernández, D. *et al. Obesidad: otra mirada*, delhospital ediciones, Buenos Aires, 2012, pág. 31.

en la actualidad. Y no estábamos «preparados» para ese cambio de hábito.

Actualmente, la inactividad física es considerada un «problema global de salud pública» que, según la Organización Mundial de la Salud, en 2008 fue responsable de más de 3 millones de muertes en el mundo.[2] Según los datos publicados en enero de 2017 por esta institución, a nivel mundial la prevalencia de sedentarismo alcanza al 23% de los adultos y al 81% de los adolescentes.

En España, actualmente, más de un tercio (36%) de la población refiere que su tiempo libre lo ocupa de forma casi totalmente sedentaria (leer, ver la televisión, ir al cine, etc.). Se mantiene el descenso observado en los últimos años. La prevalencia es mayor en mujeres que en hombres (un 40% frente a un 32%).

En cuanto a los adolescentes, según la encuesta mundial de salud escolar de 2012 sólo el 16,7% realiza la actividad física sugerida para su edad. Es decir que el 83% es sedentario.

No basta entonces con «ponerse las pilas» para encarar una dieta.

La obesidad y el sobrepeso son problemas complejos y multifactoriales. Identificar las aristas de un problema complejo es difícil. La complejidad es, en algún punto, enemiga del pensamiento mágico y de las relaciones lineales de causa y efecto. Sin embargo, la perspectiva que acepta la complejidad tiende a reducir el estigma que pesa sobre el paciente y habilita una nueva forma, más realista, de encarar el tratamiento y así aumentar sus probabilidades de éxito sostenido.

Comer significa más que incorporar alimentos para satisfacer las necesidades del organismo. Lo explica la antropóloga Patricia Aguirre: «El comer para los humanos de cualquier tiempo y cual-

---

2. Organización Mundial de la Salud. *Inactividad física: un problema de salud pública mundial* [Internet]. [Ginebra]: OMS; [citado 24 ago 2020]. Disponible en: http://www.who.int/dietphysicalactivity/factsheet_inactivity/es/.

quier latitud no es sólo ingerir nutrientes para mantener la vida: es un proceso complejo que trasciende al comensal, lo sitúa en un tiempo, en una geografía y en una historia, con otros, compartiendo, transformando y transmitiendo —real o simbólicamente— aquello que llama comida y los porqués que hacen comerla».[3]

En el acto cotidiano de sentarse a la mesa, se articula cada persona y su estructura social. Una encuesta publicada en 1979 enumeraba cómo, en diferentes sociedades, los comensales atribuyen 20 significados diferentes a la comida.

Los alimentos satisfacen el hambre y nutren el cuerpo, por supuesto. Pero también pueden participar en otras tramas más complejas, como expresar amor, demostrar la pertenencia a un grupo, proporcionar recompensas y castigos, manifestar riqueza o iniciar relaciones personales y de negocios. Aguirre cita este caso para representar la dimensión simbólica de la comida: sólo uno de los usos compartidos es nutricional, mientras que los restantes 19 tienen que ver con las relaciones que los miembros de un grupo establecen entre sí y con las instituciones. Basta pensar en el significado social de nuestros asados del domingo, pasteles de cumpleaños, bizcochos y hasta las palomitas en el cine.

El filósofo Immanuel Kant (1724-1804) reflexionó sobre el rol de la comida en el «deleite social»: «El acto del buen vivir que mejor parece concordar [con la verdadera humanidad] es una buena comida en buena compañía».[4]

Por otra parte, una sustancia comestible se transforma en comida sólo cuando es designada como tal por un grupo humano en un tiempo determinado. La carne de vaca no integra el repertorio

3. Aguirre, P. «La construcción social del gusto en el comensal moderno». En: Aguirre P., Bruera M., Katz M. *Comer: una palabra con múltiples significados*. Ediciones del Zorzal, Buenos Aires, Intramed, 2009.
4. Kant, I. *Antropología en sentido pragmático*, Alianza, Madrid, 2004.

gastronómico de los hindúes, aunque, en cambio, en distintas regiones de ese país consideran un manjar platos como las patatas podridas (phan pyut), larvas de gusanos de seda o ancas de rana. En Bali, se puede probar un lawar a base de verduras, coco y ¡libélulas! En México, le sacan las espinas a un cactus (nopal) y con él preparan ensaladas, sopas, guisos y asados.

Por ejemplo, en Argentina, investigadores de la Universidad Nacional del Comahue y del INTA recopilaron en un blog información sobre más de 300 malezas del Cono Sur que pocos llevarían a la mesa y que, sin embargo, podrían ser perfectamente comestibles y disfrutables.[5]

En ese entramado, factores tales como la disponibilidad de alimentos, los matices del gusto y los patrones de consumo varían en el tiempo y en el espacio. Y comer lo que comemos (qué, cuándo, cuánto y cómo) no refleja simplemente una elección individual. Nuestras predilecciones son «cocinadas», en parte, por la tradición familiar, la herencia cultural y el entorno social. Y también moldeadas, sobre todo a partir de la segunda mitad del siglo XX, por la cada vez más poderosa industria de los alimentos.

Las condiciones para la obesidad empiezan a servirse en bandeja.

Nosotros creemos que elegimos lo que comemos, pero la industria y la política ya eligieron antes por nosotros, ofreciéndonos lo que más le conviene al mercado de consumo.

La política de la alimentación

Existen enormes contrastes entre los hábitos alimentarios de nuestros ancestros y los que hoy cultivan las sociedades modernas. El

---

5. Rapoport, E., Marzocca, A., Drausal, B. *Malezas comestibles* [Internet]. Disponible en: http://malezascomestibles.blogspot.com.ar/.

análisis de esas diferencias puede iluminar las causas del sobrepeso e inspirar nuevos enfoques para hacerle frente.

El Doctor Hernán Doval, director de la *Revista Argentina de Cardiología*, recuerda que nuestra especie llevó adelante cuatro revoluciones tecnológicas para optimizar el acceso a los alimentos.[6]

La primera, dos millones de años antes de nuestra era e implicó el desarrollo, en el Paleolítico, de instrumentos de piedra para cazar y preparar la comida. Junto con el dominio del fuego, produjo un gran incremento en la calidad y la diversidad de la dieta. Y acompañó la aparición del *Homo sapiens*.

La segunda fue la Revolución Agrícola, 12.000 años a.C., con el cultivo de los cereales y la domesticación de los animales. El inmenso crecimiento de las calorías disponibles propició el comienzo de la civilización, pero trajo también una disminución de la estatura por la transición al sedentarismo. La tercera revolución en la tecnología de los alimentos, hace 200 años, permitió una producción masiva de harinas refinadas y azúcares concentrados. En los países occidentales, como Inglaterra, Holanda, Suecia y Estados Unidos, el consumo *per cápita* de azúcar de mesa o sacarosa creció entre 8 y 10 veces desde 1815 hasta 1970.

La cuarta, ocurrida en los últimos 50 años, deriva del surgimiento y rápida aceptación de los alimentos ultraprocesados: concentrados en calorías, sal, azúcares y grasas, pero deficientes en fibras, micronutrientes y fitoquímicos. Sus características los convierten en los sospechosos perfectos del descontrol nutricional: al eliminarse el agua durante el procesamiento, se facilita el alargamiento de la vida media en los estantes y disminuye el coste del transporte, aunque aumenta su aporte calórico por bocado.

---

6. Doval, H. «Alimentación saludable: ¿cómo lograrla?». *Rev Argent Cardiol.* 2013; 81(6):552-62.

Mediante la tecnología, esos alimentos encontraron la fórmula para abrirse camino hacia nuestros cuerpos. Tienden a eludir los mecanismos cerebrales de la saciedad y, por el contrario, promueven conductas similares a la adicción. Nuestro acervo genético «ahorrador», mejor adaptado para soportar los períodos de hambruna, no está preparado para enfrentarse a este escenario.

Otra consecuencia de este proceso ha sido la tendencia a borrar la diversidad de las dietas y a instalar la monótona globalización de nuestra dieta actual.

Si, antes, los sistemas de alimentación tradicionales resultaban intrínsecos a la identidad de una nación y se unían con su vida social, cultural y económica, hoy el objetivo es la producción a gran escala para la exportación a todos los mercados. Las «Big Food» o corporaciones transnacionales de alimentos y bebidas, cuyas sedes centrales están casi siempre en Estados Unidos y Europa, han desplazado de forma insidiosa los patrones dietéticos regionales, las experiencias genuinas de alimentación y la rica singularidad de la cocina local.

La tendencia a la concentración es sostenida: cinco compañías controlan el 90% del mercado global de cereales. En Estados Unidos, la cadena de suministro de la carne está casi completamente dominada por cuatro empresas: Tyson, Cargill, Smithfield y JBS. «Nunca en el campo del consumo humano, tan pocos alimentaron tanto a tantas personas», señaló la arquitecta e historiadora británica Carolyn Steel.[7] De manera paralela, se empobrece la dieta. El grueso de la manipulación química y mecánica se limita a tres especies de cereales: maíz, trigo y soja. La vasta variedad de manzanas que existía se restringió a media docena. En algunos países centra-

---

7. Citado en: Ladner P. *The urban food revolution: changing the way we feed cities*, New Society Publishers, Gabriola Island, 2013.

les, el 90% de la leche proviene de la misma raza bovina. El mismo patrón se repite en la producción de huevos. Como en las películas de ciencia ficción, parece haber una enorme línea de montaje que empaqueta la misma ración para las masas inermes que se limitan a abrir la boca y que creen que ejercen su poder de decisión cuando otros intereses, mucho más poderosos, han elegido antes por ellos.

La función del *marketing* y la industria alimentaria

En un ruidoso restaurante de Las Vegas, «Heart Attack Grill», el plato estrella se llama «Octuple Bypass Burguer»: una torre de casi medio metro de alto que contiene 8 hamburguesas, 8 rodajas de queso americano, 40 piezas de bacon, ketchup y cebolla. Cuesta 21 dólares y aporta tantas calorías (19.900) como las que debería comer un ser humano durante diez días. «Vale la pena morirse por ella», reza el lema del local.

Esta parrilla, escribe el periodista Marcelo Rodríguez, «no es drama, no es comedia, no es una teatralización que nos permite representar estéticamente un problema para poder analizarlo mejor en la distancia. No es una ficción ni un espectáculo cómico. Es de verdad. Su propuesta de consumo es real, y el dinero que pagan los que van no lo es menos». Y el cinismo también es real. Rodríguez concluye con un interrogante: «¿Qué puede habernos llevado a esto?».[8]

Sin llegar a esos extremos, Doval[9] sostiene que el *marketing* moderno de los alimentos necesita hacernos más obesos. Y opera mediante varios mecanismos:

---

8. Rodríguez, M. *Ser y comer: la industria alimentaria en el tapete*, Indición, Buenos Aires, 2015.
9. Doval, 2013. *Op. Cit.*

1. **El precio.** Mientras los productos de marcas o procesados se abaratan, los alimentos frescos se vuelven relativamente más caros. Resulta mucho más económico comprar un perrito caliente o una pizza que una ensalada.

2. **El *marketing* de comunicaciones.** Integra los «juegos para llamar la atención» y otros intentos persuasivos, como:
   - El tamaño del envase (que parece individual, pero contiene varias porciones).
   - La ubicación de determinados productos como las golosinas en expositores que los hacen más visibles a la mirada de los niños, o las líneas de cajas de los supermercados, las farmacias y estaciones de servicio.
   - La presencia de juegos, juguetes, muñecos o payasos en los lugares donde se compran y consumen estos alimentos.
   - Se hacen asociaciones muy fuertes como «regale una sonrisa-regale una golosina», no una flor, no un libro.
   - Publicidad por imagen: nuestros niños, que pasan gran parte del día frente al televisor, son los principales clientes de esos productos, según algunos informes están expuestos a 60 anuncios televisivos por semana, y más del 30% les ofrecen «regalos».
   - En las salas cinematográficas, estas asociaciones parecen llegar a una máxima expresión relacionando comida y entretenimiento.
   Acompañada por una creciente oferta, la ingesta pasó de los cacahuetes con chocolate y las palomitas a la hamburguesa, la pizza y los nachos con salsa. En países como Estados Unidos, los ingresos por venta de alimentos ya casi igualan a los obtenidos por la venta de entradas y van camino a superarlos. Es la tendencia de

las multisalas de empresas que manejan la industria en casi todo el mundo. Para lograrlo, las publicidades y las técnicas de *marketing* se tornan cada día más agresivas, implementando acciones que buscan «seducir» a adultos y niños para lograr que consuman alimentos mientras ven su película favorita. Desde cómo deben mirar (directamente a los ojos) los cajeros a los clientes para ser más asertivos y convincentes al ofrecer los combos de película más comida, bebida y *merchandising*, pasando por los *banners* que mezclan los anuncios de aventuras del último superhéroe con la oferta de patatas fritas y refrescos, hasta cómo diseñar el «pasillo» que los pasea por el sector de los alimentos camino a la caja. Se ha estudiado que el mejor momento es cuando el cliente tiene aún la cartera en la mano, y desde ese concepto entablan la estrategia.

Estos «demonios del *marketing*» atentan contra el tratamiento del sobrepeso y la obesidad y generan complicaciones.

A nuestros pacientes les sugerimos que salgan de sus casas, que socialicen, que se reúnan con amigos o familia en situaciones que no tengan relación con la comida, que no sea alrededor de una mesa, por ejemplo, yendo al cine o al teatro o a tomar un café.

Y aún en estas situaciones pueden surgir complicaciones: en algunos bares, se ha puesto de moda que el café o el cortado venga acompañado con un «snack» que no sólo significa algo fuera del programa, algo fuera de lo planeado, sino que enfrenta al paciente con la necesidad de resolver con un «sí» o un «no», el seguir o salir del tratamiento.

Por más que parezca exagerado, para quien padece un trastorno en la conducta alimentaria, la elección de comer una palmerita que no estaba en el programa es en muchas ocasiones regresar a un momento difícil en el proceso terapéutico, en especial en las etapas iniciales, como sucede con quien deja de fumar o de beber, una calada, un sorbo pueden ser decisivos.

Es muy desigual, para la construcción de un hábito saludable, la potencia que existe entre nuestros «consejos en salud», dados en un taller o en 20 minutos en un consultorio y la cascada de estímulos que se inoculan en la población momento a momento por diferentes vías para que consuma alimentos o bebidas no saludables.

La industria alimentaria implanta su juego, que es el de ganar dinero, y son las políticas en el mundo entero —también por motivos económicos— las que le permiten instalarse casi sin ninguna restricción. Mientras tanto, nosotros «jugamos» a vivir más saludablemente. Evidentemente, ambos intereses no están alineados y la lucha es más ardua porque las fuerzas son cada vez más desparejas.

3. La cantidad o el tamaño del envase, asociado al precio. La industria reduce el precio relativo del alimento ofreciendo descuentos por cantidad o por envase grande, lo cual incentiva tanto la compra como el consumo.

El documental «Super Size Me», de 2004, muestra esa operatoria en acción. El periodista que lo protagoniza, Morgan Spurlock, decide comer exclusivamente en luminosos y atractivos locales de McDonald's, donde los empleados de manera sistemática le ofrecen «agrandar» su combo por unos pocos dólares y una de las consignas que se auto impone es que siempre debe aceptar. Consume un promedio de 5.000 calorías diarias. Al cabo de un mes, engorda 11 kilos y su índice de masa corporal pasa del rango «sano» al de sobrepeso. Es muy interesante ver cómo se van produciendo cambios en su conducta, en su deseo, en sus hábitos, muy semejantes a lo que expresan nuestros pacientes.

Spurlock tardó 5 meses en recuperar su peso. Pero, en la vida real, esa película continúa. Casi todos los países del mundo están por debajo del nivel recomendado del consumo de frutas y verduras, que es de 400 gramos por día. En cambio, la expansión de la oferta alimentaria poco saludable, con las campañas publicitarias que alientan la ingesta de alimentos procesados, refrescos y alcohol, repercute negativamente en el peso y otros indicadores de salud. Por ejemplo, un estudio en 26 países mostró que la densidad de locales de una cadena internacional de comidas rápidas se correlaciona de manera directa con la prevalencia de obesidad. Todo indica que no se trata de una mera coincidencia.

¿Por qué comemos de más?

La forma de acceso a los alimentos y a los patrones de consumo cambiaron durante el último siglo. El entorno nos estimula a comer. En la televisión y la radio aparecen anuncios de galletitas, pastelitos, mayonesas, yogures, bebidas azucaradas, salchichas, sopas instantáneas, cacao en polvo, fideos, barras de cereales, embutidos, mermeladas, cervezas, vinos, quesos para untar, pan de molde y hamburguesas. La lista es interminable. En la pantalla, los consumidores se muestran jóvenes, delgados y felices. También participan supermercados y locales de comida rápida.

Los esfuerzos comerciales para atraer al público apuntan a todos y arrancan en los más pequeños. Un estudio que abarcó 13 grupos de investigación en Australia, Asia, Europa Occidental, América del Norte y Sudamérica comprobó que, en los programas infantiles de mayor audiencia, las publicidades de alimentos constituyen del 11 al 29% del total. La mayoría de los productos promocionados presentan un alto contenido calórico o un exceso de nutrientes poco recomendables.[10]

Sin embargo, sería injusto o incompleto reducir la problemática del sobrepeso y la obesidad a la presión de las empresas que nos incitan a abrir la boca. Como señalamos antes, otros factores también contribuyen con el actual fenómeno global de la obesidad y explican por qué comemos de más.

Uno de ellos es el componente genético. En 1962, el genetista y diabetólogo James V. Neel formuló la hipótesis del «genotipo ahorrador» que propicia la acumulación de grasa y que en pasadas épocas de hambruna fue necesario para la supervivencia. Sin embargo, en la actualidad es un factor negativo, especialmente para quienes tienen sobrepeso y fácil acceso a los alimentos.

Como explica Aguirre, los alelos (variaciones o formas alternativas de un gen) con los que están asociadas la obesidad y otras enfermedades metabólicas modernas «son de hecho parte del genotipo normal de la humanidad y producto de una selección positiva operada en otros contextos de adaptación que hoy se han convertido en hándicaps».

En las siguientes décadas, más de medio centenar de variantes genéticas han sido relacionadas con la presencia de obesidad en diversos estudios, y el riesgo de exceso de peso aumenta de dos a ocho

10. Kelly, B., Halford, J.C.G., Boyland, E.J. *et al.* «Television food advertising to children: a global perspective». *Am J Public Health*. 2010; 100(9): 1730-1736.

veces en personas con antecedentes familiares de ese problema.[11] De todos modos, en el último siglo no es que los genes hayan mutado, sino que encontraron un contexto ambiental más propicio para manifestar en la balanza una predisposición latente. Como esa pila de leña que sólo se enciende cuando alguien acerca una llama.

Por otra parte, a la hora de valorar la influencia de la familia, no resulta tan sencillo discriminar entre lo que puede ser un rasgo hereditario inscrito en el ADN y la transmisión de hábitos culturales en la mesa, como la costumbre de poner un huevo frito encima del filete o no incorporar las frutas y ensaladas a la dieta habitual. Otros elementos culturales que también se han analizado y pueden ser decisivos a la hora de adquirir hábitos alimenticios son el nivel de formación de los padres, su presencia (o no) a la hora de la comida de sus hijos, incluyendo el tan generalizado hábito de ver la televisión durante los almuerzos y las cenas o el uso de pantallas, ya sean móviles o *tablets*, cada uno con el suyo, a la hora de la cena o el almuerzo.

Distintas afecciones psicológicas, como la depresión y la ansiedad, también dificultan el control sobre la ingesta de alimentos y pueden favorecer el sobrepeso.

El trastorno por atracón (traducción del inglés: «binge eating disorder») se caracteriza por períodos breves e intensos de ingesta desbordada en los que, a diferencia de la bulimia, no se adoptan comportamientos compensatorios posteriores, como el vómito inducido. Se estima que podría afectar al 2% de la población y hasta al 50% de la población con sobrepeso y obesidad.

Asimismo, en un porcentaje indefinido de personas, comer sin control o más allá de lo necesario puede operar como una forma

---

11. Université Laval. *Research Chair in Obesity. Genetic factors of overweight and obesity.* Disponible en: http://obesity.ulaval.ca/obesity/generalities/genetic.php.

de lidiar con las emociones y el aislamiento que se asocian con el exceso de peso. Es decir que refuerzan o cierran un círculo vicioso que tiende a perpetuar el problema.

En general, los intentos drásticos para hacer frente al sobrepeso generan un resultado inverso al buscado, es decir que terminan siendo contraproducentes. Es el caso de las dietas restrictivas, que proponen ingestas muy controladas (por ejemplo, de 600 a 1.000 calorías por día). Tarde o temprano, conducen a excesos compulsivos que recuperan en poco tiempo aquellos kilos dramáticamente bajados.

Por otra parte, el metabolismo basal (las calorías que quema el organismo en reposo) también tiende a disminuir con el adelgazamiento abrupto, lo cual conspira contra los esfuerzos por mantener a largo plazo el peso alcanzado.

La dieta, por lo tanto, no puede por sí sola ser la variable de ajuste para bajar de peso y sostenerlo.

Entonces, si hay tantos frentes que considerar, ¿bajar de peso es una misión imposible? Es el momento de tener en cuenta un factor adicional: la actividad física, o, más bien, las consecuencias del sedentarismo.

Cultura del sedentarismo *vs.* cultura del gimnasio

Hace 10.000 años, el clima cambió: se derritieron los glaciares, las praderas sustituyeron a los bosques y se extinguió gran parte de la fauna que perseguían los cazadores paleolíticos. Los resultados de esa transformación fueron gigantescos. El recalentamiento empezó a cubrir el Cercano Oriente de gramíneas silvestres, antecedentes (en diverso grado) del trigo, la cebada, el centeno y el mijo. En algunos milenios, los grupos nómadas cazadores-recolectores construyeron poblados, cultivaron la tierra y domesticaron animales. La alimentación basada en carnes magras y verduras pasó a conformarse de forma prioritaria de cereales y tubérculos cultivados. En apenas 7.000 años, se calcula que la población mundial saltó de 5 millones de habitantes a 150 millones. El hombre se emancipó, al menos relativamente, de las restricciones naturales que le imponía la naturaleza. Producir comida, escribió el autor de *Historia del Clima*, Pascal Acot, resultó ser «infinitamente más fecundo que recoger, recolectar, cazar y pescar».[12]

Pero la llamada revolución neolítica fue también la piedra basal de la cultura del sedentarismo. El nomadismo se volvió excepcional, ya que las superficies cultivadas se volvieron permanentes. Y la actividad física que, se calcula, llegaba a representar el 45% del gasto energético diario del *Homo sapiens* paleolítico, cayó a niveles que nunca antes había registrado la especie humana.

La tendencia se sostuvo en los milenios siguientes. Y se profundizó en el último siglo. Los cambios resultan visibles incluso en la escala de una vida. Comparados con nuestros padres y abuelos, pasamos cada vez más tiempo en ambientes que no sólo limitan el ejercicio, sino que también nos llevan a estar sentados: en casa, en el trabajo o en nuestros coches. En Estados Unidos, en 1970, sólo 2 de cada 10 trabajadores requerían hacer un esfuerzo físico mínimo durante su jornada laboral, como estar sentado en un escritorio. En el 2000, esa proporción se había duplicado a 4 de cada 10. En el mismo período, los trabajadores que tenían puestos de alta demanda energética (como la construcción o las tareas agrícolas) pasaron de representar del 30 al 20% del total.[13]

12. Acot, P. *Historia del clima: desde el Big Bang a las catástrofes climáticas*, El Ateneo, Buenos Aires, 2005, págs. 102-103.
13. Owen, N., Sparling, P.B., Healy, G.N. *et al.* «Sedentary behavior: emerging evidence for a new health risk». *Mayo Clin Proc.* 2010; 85(12): 1138-1141.

El mercado vende *confort* y anula el movimiento. El *delivery* nos trae las compras del supermercado o la comida preparada a la puerta misma del domicilio. Pedimos un taxi o usamos el coche para recorrer cortas distancias. Las escaleras mecánicas nos transportan cómodamente entre los niveles de los centros comerciales. Una empresa japonesa, Cocoa Motors, presentó en 2015 el prototipo del *WalkCar*: una especie de *notebook* con ruedas que pesa de 2 a 3 kilos, se lleva en la mochila y, a la manera de un monopatín, podría eliminar la obligación de siquiera caminar un par de manzanas.

En escala poblacional, se entrenan más los músculos de la mano (por ejemplo, para escribir mensajes de WhatsApp o manejar el control remoto) que aquéllos de las piernas o los abdominales.

Desde los gobiernos se lanzan programas de lucha contra el sedentarismo ya que consideran que se trata del factor de riesgo que más incremento ha experimentado en los últimos años.

Lo paradójico es que, en las últimas décadas, mientras el entorno y la tecnología invitan cada vez más a la inacción y crecen las cifras de sedentarismo, también se extendió el discurso que exalta los beneficios de la actividad física. Se multiplica la oferta de gimnasios. Aumentan los grupos de *running*. En las plazas de algunas ciudades, se ofrecen clases de gimnasia, yoga, baile, *stretching*, patinaje, ejercicios de tonificación muscular, caminatas y danzas circulares. Por poner un ejemplo, el mercado mundial de las zapatillas deportivas ya mueve una cantidad asombrosa de ingresos.

¿Cómo se explica esta contradicción? Es como si las dos culturas, la del sedentarismo y la del gimnasio (o *fitness*), tuvieran cada una su séquito fiel de adeptos y no existieran vasos comunicantes entre ambas. Como si el ADN de cada persona determinara que está «hecho» para el sofá o para la cinta, y no hubiera forma de romper con ese designio. Como si existiera una grieta entre ambos mundos y no se pudiera tender un puente, o, en todo caso, que el puente está muy inclinado para el lado de la inactividad y es muy difícil zanjarlo en sentido inverso.

En este malentendido radica gran parte de los fracasos en la lucha contra la obesidad.

El círculo de la obesidad y el sedentarismo

El aumento de peso reduce la capacidad aeróbica o aptitud para moverse, aumenta el cansancio y, en consecuencia, la persona realiza menos actividad física y sigue sumando kilos.

Este círculo hace que se retroalimente el fracaso de la dieta y la disminución del ejercicio, lo que resulta familiar y frustrante para muchos pacientes.

Un interesante estudio finlandés, sobre más de 4.000 mellizos, documentó el fenómeno en 2008.[14] Los investigadores comprobaron, por un lado, que aquellos adolescentes que realizan poca actividad física incrementan entre 4 y 5 veces el riesgo de desarrollar obesidad u obesidad abdominal a los 25 años. Pero también estudiaron esa tendencia en 10 parejas de gemelos «discordantes», en la que uno de los miembros era obeso y el otro no. Y confirmaron que, más allá del metabolismo y de cualquier otra predisposición hereditaria, la falta de actividad física es un factor que contribuye de manera decisiva a la génesis y perpetuación del exceso de peso en esa franja de edad. «Un estilo de vida sedentario dispara el aumento de peso y viceversa, independientemente de los efectos genéticos», concluyeron los autores.

El ejercicio, al fin de cuentas, no es un mero «lujo» que se pueden dar quienes están más o menos en forma para disfrutarlo: es la clave para aumentar las posibilidades de éxito de cualquier plan de

14. Pietiläinen, K.H., Kaprio, J., Borg, P. et al. «Physical inactivity and obesity: a vicious circle». Obesity (Silver Spring). 2008; 16(2): 409-414.

alimentación y, también, la clave para impedir recuperar los kilos perdidos.

Cuando se analizan los efectos a largo plazo de los programas de tratamiento, surge un patrón claro: aquéllos que hicieron de la actividad física un hábito, tienen mucha mayor probabilidad de sostener lo logrado.

Una revisión sistemática reciente confirmó, por ejemplo, que aquellas estrategias para el control de peso que se basan sólo en el ejercicio o en la dieta tienen resultados similares en el corto plazo, pero, después de 12 meses, los logros resultan claramente superiores entre quienes siguen enfoques combinados.[15] El ejercicio es el principal vaticinador de éxito. Un aliado indiscutible.

Por supuesto, no se trata de calzarse las zapatillas y, sin más ni más, anotarse para correr una maratón de 42 kilómetros. Tampoco de encarar un plan de actividad que produzca insatisfacción. Hay, sí, que decidirse a incorporar el ejercicio (cualquier ejercicio) a la vida y transformarlo en un valor no negociable. Existen múltiples motivos a mano para prescindir de él, y un argumento convincente para resistir ese primer impulso: cuando el cuerpo recupera el movimiento, la actividad física pasa a convertirse en una necesidad.

Entonces, de manera paulatina, se comienza a construir una nueva relación con el propio cuerpo, surge una imagen más amigable con el espejo.

Y, sobre todo, quien se compromete con el hábito cotidiano de la actividad física y del plan alimentario saludable y personalizado, comienza a sentirse mejor.

Vale la pena intentarlo.

---

15. Johns, D.J., Hartmann-Boyce, J., Jebb, S.A. *et al.* «Diet or exercise interventions vs combined behavioral weight management programs: a systematic review and meta-analysis of direct comparisons». *J Acad Nutr Diet.* 2014; 114(10): 1557-1568.

2

Cómo nos afectan el sobrepeso y la obesidad

Qué nos cuenta la Venus de Willendorf

El sobrepeso y la obesidad no pueden evaluarse de manera disociada del contexto histórico, social y cultural. Aunque actualmente son considerados un problema con potenciales efectos nocivos sobre la salud, siglos atrás parecían valores que ofrecían ventajas.

La Venus de Willendorf, una estatuilla de piedra de 11 centímetros de altura y 25.000 años de antigüedad, es un icono del arte prehistórico. Fue descubierta en Austria a orillas del Danubio, en 1908. Se trata de una figura femenina de grandes pechos, generosas caderas, abdomen redondeado y amplia cintura, lo cual, para los especialistas modernos, se encuadraría como un caso severo de obesidad y síndrome metabólico. Según el zoólogo y etólogo británico Desmond Morris, las medidas reales de una mujer con esa silueta serían ¡240-220-240!

Nadie sabe por qué se construyeron esa Venus y otras parecidas en el Paleolítico superior, es decir entre los 35.000 y 10.000 años previos a la era cristiana. Podría ser una celebración de la maternidad. Pero también el primer estereotipo de belleza humano del que se tenga registro. En una sociedad cazadora-recolectora, los períodos de hambrunas y delgadez habrían sido más frecuentes que los de abundancia alimentaria y la gordura era un escudo protector saludable y por ende un rasgo deseable.

De acuerdo con la teoría del «genotipo ahorrador» formulada en 1962 por el genetista estadounidense James V. Neel, los genes que actualmente nos dificultan adelgazar probablemente significaron una ventaja entre los pueblos que sufrían hambrunas, ya que propiciaban la acumulación de grasa corporal como reserva energética para afrontar los tiempos de escasez.

Esos genes que ayudaron a nuestros ancestros a sobrevivir constituyen una verdadera «bomba de tiempo» en un entorno que facilita el acceso a todo tipo de alimentos y desalienta el movimiento.

No existe consenso unánime sobre la teoría del genotipo ahorrador. Pero, en efecto, los científicos han identificado decenas de genes asociados con algún aspecto del exceso de peso y que actúan por distintos mecanismos. Por ejemplo, favorecen la tendencia a la inactividad física, reducen el metabolismo (lo que implica quemar menos calorías) o retrasan la sensación de saciedad.[1] Sin embargo, que exista cierta predisposición genética a la obesidad no implica que se trate de un designio ineludible: diversos estudios muestran que los cambios de alimentación y la actividad física son capaces de contrarrestar esa tendencia. Y mejor aún: ayudan a sostener los resultados.

Existen múltiples razones, más allá de las estéticas, para justificar el intento de reconciliarse con la figura. Y es que bajar de peso trae amplios beneficios para la salud, los cuales, en algunos casos, se hacen visibles al cabo de pocas semanas.

Sobrepeso y obesidad: su posible impacto en la salud

El consumo de tabaco, la alimentación inadecuada (con su consecuencia de sobre el peso y la obesidad) y la actividad física insuficiente, se han tornado las principales causas de deterioro de la salud de la población en general. Son consideradas afecciones crónicas no transmisibles.

El sobrepeso y la obesidad son definidos por la Organización Mundial de la Salud (OMS) como una acumulación anormal o exce-

---

1. Harvard. *Perder peso* (libro).

siva de grasa que puede ser perjudicial para la salud. ¿Pero cuándo se puede decir que el peso no es el adecuado?

Para discriminar una de otra, se utiliza un indicador: el índice de masa corporal (IMC), también conocido como BMI por sus siglas en inglés. Es una fórmula que relaciona el peso y la talla, y se calcula dividiendo el peso de una persona —en kilos— por la talla al cuadrado, medida en metros.

En los adultos, la OMS define el sobrepeso cuando el IMC es igual o superior a 25. Y la obesidad, cuando es igual o superior a 30. Se aplica para ambos sexos. Y, aunque no mide la grasa corporal de manera directa, como hacen otros métodos más sofisticados, es una buena aproximación. Entonces remarcamos que para el diagnóstico de sobrepeso y obesidad sólo se requiere de una balanza y un centímetro.

De todos modos, para evaluar la condición de los pacientes, los profesionales también tenemos en cuenta otras variables, como la región del cuerpo en el que las acumulaciones adiposas son más altas. Cuando la circunferencia de la cintura mide más de 102 centímetros en el hombre y de 89 centímetros en la mujer, se habla de que tienen «obesidad central» u «obesidad abdominal». Y no es para subestimarla. Es un factor de riesgo coronario independiente.

Existe una fuerte asociación del sobrepeso con la reducción de la expectativa de vida en individuos que presentaban obesidad y tabaquismo.

El aumento de peso puede ocasionar diversos problemas para la salud:

Alteraciones metabólicas

La *diabetes mellitus* o diabetes tipo 2 está fuertemente asociada con la obesidad en todos los grupos étnicos. Más del 80% de los casos de diabetes tipo 2 pueden ser atribuidos a la obesidad. El aumento de peso después de los 18 años en mujeres y después de los 20 en hombres también incrementa el riesgo de diabetes tipo 2.

Del mismo modo, el descenso de peso reduce significativamente el riesgo de desarrollar este tipo de diabetes.

Otro estudio realizado en 16 centros de salud de Estados Unidos conocido como *Look* AHEAD contó con la participación de 5.000 adultos con sobrepeso y obesidad que padecían diabetes tipo 2. La mitad de los participantes se sometieron a un programa que les exigía comer menos y moverse más, para perder al menos el 7% de su peso corporal dentro del primer año. Tenían un plan de alimentación con porciones controladas y se los alentó a caminar o hacer otros ejercicios moderados, hasta llegar a 175 minutos por semana. Los demás participantes recibieron el tratamiento habitual para la diabetes.

En promedio, a lo largo de 4 años, los integrantes del primer grupo perdieron cerca del 6% de su peso, mientras que los del segundo grupo lo hicieron en menos del 1%. Los efectos fueron claros: aquéllos que bajaron más kilos mejoraron su estado físico, la presión sanguínea y el nivel de azúcar en sangre, en mayor medida que los segundos, como se describe en un artículo publicado en 2010.[2]

Dislipidemias (alteración de los lípidos como el colesterol y los triglicéridos)

La obesidad está asociada con un deterioro importante del metabolismo lipídico. Estas alteraciones incluyen altas concentraciones en sangre de triglicéridos, de LDL (*low density lipoprotein* o lipoproteína de baja densidad) también llamado colesterol «malo» y de VLDL

---

2. The Look AHEAD Research Group. «Long-term effects of a lifestyle intervention on weight and cardiovascular risk factors in individuals with type 2 diabetes mellitus: four-year results of the look AHEAD trial». *Arch Intern Med.* 2010; 170(17): 1566-1575.

(*very low density lipoprotein* o lipoproteína de muy baja densidad). Se manifiesta una reducción en sangre del HDL (*high density lipoprotein* o lipoproteína de alta densidad) conocido como colesterol «bueno».

Remarcamos que la obesidad de distribución central juega un papel importante en el incremento de lípidos en sangre.

Riesgo cardiovascular

Hipertensión arterial. La presión arterial frecuentemente está aumentada en sujetos obesos y el riesgo de hipertensión es más frecuente en aquellos con IMC aumentado y obesidad abdominal.

Perder peso en pacientes obesos se asocia con el descenso de la presión arterial. En algunos casos permite abandonar la medicación antihipertensiva si se mantiene un peso corporal adecuado. Para ponerlo en números: una revisión exhaustiva de estudios publicados comprobó que, en promedio, bajar 4 kilos reduce la presión sistólica (máxima) 4,5 mmHg y 3 mmHg la diastólica o mínima.[3] Puede parecer poco, pero hay que tener en cuenta que, por ejemplo, por cada mmHg que baje la máxima, se reduce un 5% el riesgo de ataques cerebrales.

Además, bajar de peso reduce la presión arterial en pacientes que ya son hipertensos y disminuye hasta un 54% el riesgo de desarrollar esa condición.

Podemos concluir diciendo que perder peso es una estrategia vital para el control de la presión arterial.

Accidente cerebrovascular (ACV). Es bien conocida la asociación entre hipertensión y riesgo de ACV, podemos afirmar entonces que la obesidad está asociada con un incremento en el desarrollo de ACV. Dicho riesgo se reduce con el descenso de peso.

---

3. Siebenhofer, A., Jeitler, K., Berghold, A. *et al.* «Long-term effects of weight-reducing diets in hypertensive patients». *Cochrane Database Syst Rev.* 2011; (9):CD008274.

Enfermedades del corazón. La obesidad está también asociada con un incremento en los riesgos de enfermedad coronaria, fallo cardíaco y, como lo describimos anteriormente, con la mortalidad cardiovascular por todas las causas. Perder peso, en cambio, disminuye los factores de riesgo cardiovascular.

Con respecto a la **enfermedad coronaria**, desde hace mucho tiempo sabemos que la obesidad incrementa el riesgo de sufrirla, ya que en las personas obesas o con sobrepeso coexisten otros factores de riesgo cardiovascular, como lo son la hipertensión, la dislipidemia y la diabetes.

El **fallo cardíaco**, el **infarto de miocardio** y la **fibrilación auricular** se asocian fuertemente con la presencia de obesidad y sobrepeso.

La obesidad también ha sido asociada con un incremento en el riesgo de padecer **trombosis venosa profunda** y **embolia pulmonar**.

Afecciones musculoesqueléticas

El sobrepeso incide de manera directa en la afección de todas las articulaciones predominando aquéllas que mayor peso deben sostener: rodillas, columna, cadera. Estas afecciones articulares producen dolor y deformación articular, que paulatinamente van generando dificultades en la movilidad que con el tiempo se acentúan y que a lo largo de la vida terminan produciendo gran discapacidad funcional.

Gota. El aumento de peso en adultos puede también incluir el incremento de ácido úrico en sangre (hiperuricemia), con su posible complicación: la artritis gotosa.

Enfermedades gastrointestinales

La obesidad está asociada con un incremento de la litiasis vesicular, la colecistitis y la enfermedad hepática no alcohólica como el hígado graso.

Se vio también que la obesidad es un factor de riesgo para el reflujo gastroesofágico, la esofagitis erosiva, la gastritis erosiva, el adenocarcinoma esofágico y el cáncer gástrico.

Cáncer

El exceso de peso está asociado con el incremento de múltiples tipos de cáncer.

La prevención del cáncer también es un aliciente para intentar mantener un peso saludable. Un nuevo documento de la Agencia Internacional para la Investigación del Cáncer, que depende de la OMS, revisó más de 1.000 estudios publicados y confirmó que la ausencia de sobrepeso y obesidad se asocia con una reducción del riesgo de tumores de colon, recto, esófago, riñón, de mama en mujeres postmenopáusicas y endometrio.[4]

Aparato genitourinario

Efectos en el aparato reproductor y la sexualidad. Múltiples irregularidades ocurren en la mujer obesa, como trastornos menstruales, ciclos anovulatorios y disminución en la fertilidad. También aumentan las complicaciones durante el embarazo, ya sea para la madre o para el feto, como también las complicaciones perinatales.

Con respecto a los desórdenes en la sexualidad se observa un despertar tardío en la sexualidad, disfunciones sexuales como la disminución de la libido y anorgasmia.

En los hombres, la obesidad es un factor de riesgo independiente para la disfunción eréctil.

Enfermedad crónica renal. La obesidad asociada a la hipertensión, la diabetes y los valores alterados del colesterol determi-

4. Lauby-Secretan, B., Scoccianti, C., Loomis, D. *et al.* «Body fatness and cancer-- viewpoint of the IARC Working Group». *N Engl J Med*. 2016; 375(8): 794-8.

nan el compromiso de la función renal, produciendo insuficiencia renal por glomerulopatía asociada a proteinuria.

La glomerulopatía asociada a la obesidad puede revertirse con la pérdida de peso.

El aumento de peso durante la edad adulta parece estar asociado también con un aumento del riesgo de litiasis renal.

Incontinencia urinaria. En mujeres el sobrepeso y la obesidad son importantes como factores de riesgo de la incontinencia urinaria.

Sistema respiratorio

La apnea del sueño es el principal problema respiratorio asociado con la obesidad y numerosos estudios confirman que la obesidad es el mayor factor de riesgo para la apnea obstructiva del sueño.

Pueden ocurrir otras complicaciones en la función pulmonar debido a desajustes anatómico-funcionales; es una suma de factores que determina un aumento en el volumen residual pulmonar sumado a una reducción de la fuerza y la resistencia de los músculos respiratorios. En otras palabras, ambos pulmones se ven reducidos en su espacio, dando como resultado una deficiencia respiratoria-ventilatoria y broncoespasmo. Otros estudios y metaanálisis sugieren que pacientes con un elevado IMC tienen un riesgo elevado de padecer asma bronquial.

Infecciones

La obesidad está asociada también a un incremento de la susceptibilidad a infecciones, incluidas las postoperatorias, intrahospitalarias, de la piel. Además, los pacientes obesos son más propensos a presentar complicaciones respiratorias durante la temporada de gripe.

Aunque el efecto de la obesidad en el sistema inmunológico no está esclarecido definitivamente, se debería a un efecto directo de la obesidad sobre él.

Cambios en la piel

Varios cambios en la piel están asociados con la obesidad:

Estrías. Son comunes y refieren la tensión que sobre la piel ejerce el tejido submucoso expandido por la grasa.

Acantosis nigricans. Es una pigmentación oscura alrededor del cuello, la axila, nudillos y superficie de los extensores. Esta lesión se relaciona con los valores de hiperinsulinemia.

Irsutismo. En mujeres puede ocurrir y resultar del aumento de testosterona que puede estar asociada con la obesidad visceral.

En párrafos anteriores describimos el impacto del sobrepeso y la obesidad en la salud. Asimismo, afirmamos que pocas intervenciones en salud tienen un impacto tan extendido y documentado como la prevención y el descenso de peso.

Es importante distinguir entre sobrepeso y obesidad para ajustar las metas de los tratamientos. Y también porque los diversos estudios muestran que el riesgo de complicaciones para la salud difiere en unos y otros.

Así, por ejemplo, una investigación publicada en *Archives of Internal Medicine* indagó la relación entre el peso corporal y las enfermedades cardíacas que habían sido analizadas en 21 estudios, involucrando a más de 300.000 personas. Los resultados indican que el sobrepeso aumenta el riesgo de enfermar del corazón en un 32% y la obesidad lo hace en un 81%. Lo que se explica en parte, pero no totalmente, por el impacto negativo del exceso de peso sobre el colesterol y la presión arterial.[5]

---

5. Bogers, R.P., Bemelmans, W.E., Hoogenveen, R.T. *et al.* «Association of overweight with increased risk of coronary heart disease partly independent of blood

La misma disparidad se verifica en la probabilidad de sufrir un accidente cerebrovascular. Un informe de la revista *Stroke*, de 2010, reunió los resultados de 25 estudios donde participaron más de dos millones de personas. Y constató que, comparados con las personas de peso normal, el sobrepeso y la obesidad aumentan el riesgo de sufrir un ACV en un 22% y un 64%, respectivamente.[6]

No es de extrañar, entonces, que múltiples investigaciones resalten los innumerables beneficios de mantener o recuperar un IMC normal. Y que éstos se pueden observar aun con descensos modestos de peso que resultan significativos. Por ejemplo, un estudio del Centro de Control del Peso de la Universidad de Carolina del Sur mostró que bajar entre el 5% y el 10% del peso corporal es suficiente para lograr reducciones en los niveles sanguíneos de triglicéridos, colesterol total y LDL, lo que implica una disminución en el número de casos de enfermedades cardiovasculares y reduce factores de riesgo y enfermedades relacionadas con la obesidad: diabetes, hipertensión y coronariopatías. Resaltamos que con pocos kilos bajados se obtienen amplios beneficios en la salud.

Sabemos que la obesidad es la mayor causa de muerte prevenible en Estados Unidos después del tabaquismo. También sabemos que la complicación médica más importante de la obesidad es el aumento de la mortalidad por coronariopatías, causadas por un aumento del colesterol, la hipertensión y la diabetes tipo II.

Por otra parte, un estudio mostró que el aumento del IMC se acompaña de un aumento relativo de la mortalidad por todas las causas.

pressure and cholesterol levels: a meta-analysis of 21 cohort studies including more than 300 000 persons». *Arch Intern Med*. 2007; 167(16): 1720-1728.

6. Strazzullo, P., D'Elia, L., Cairella, G. *et al*. «Excess body weight and incidence of stroke: meta-analysis of prospective studies with 2 million participants». *Stroke*. 2010; 41: e418–e426.

Las personas con un IMC mayor de 30 disminuyen entre 6 y 7 años su esperanza de vida. Si además fuman, la esperanza de vida disminuye de 13 a 14 años, en comparación con quienes tienen un IMC menor de 25 y no fuman.

Estos datos surgen del estudio Framingham, según el cual un aumento del IMC se acompaña de un aumento relativo de la mortalidad por todas las causas. Además, tuvo la potencia de demostrar que el aumento del IMC sumado al tabaquismo determina una franca disminución en la esperanza de vida.

El modelo cultural de la delgadez

En nuestra cultura se ha instalado un estereotipo de belleza que impone como modelo los cuerpos «perfectos» o «ideales». ¿Pero cómo de razonable o saludable es esa meta?

Si, hace 25.000 años, las medidas representadas de la Venus de Willendorf eran 240-220-240, el péndulo ahora osciló para el otro extremo. Un experto la definió como la «cultura Barbie»: si la famosa muñeca fuera de carne y hueso mediría 1,70, pesaría 41 kilos, tendría 99 cm de busto, 55 cm de cintura y 83 cm de cadera.

La cultura de la delgadez es un mal que surge a partir del siglo XX, aunque su magnitud fue creciendo con el tiempo hasta llegar a convertirse en un problema cultural y social de envergadura. En 1901, los diarios ya empezaban a mostrar avisos de «métodos eficaces» contra la «obesidad y la gordura superflua», en especial dirigidos a mujeres antes del matrimonio que querían recobrar «las formas y esbeltez de figura de la primera juventud».[7]

En la década de 1920, una publicidad en la revista *Caras y Caretas* invitaba a los «hombres de vientre voluminoso» a dejar de atraer

7. Citado en: de Rocha, A. «Vida de pueblo». *Todo es Historia*. 1988(247): 26.

«las miradas significativas de unos y los comentarios mortificantes de otros».[8]

Pero no se trata sólo de los avisos de dietas y métodos para adelgazar. Una cosa es cuestionar o combatir la «gordura superflua» o los «vientres voluminosos», y otra muy distinta reivindicar y promover como arquetipo o modelo estético a alcanzar y perpetuar el de los cuerpos casi esqueléticos. Y ése ha sido el mensaje que, en la sociedad occidental contemporánea, se ha diseminado mediante el bombardeo incesante de imágenes en revistas y diarios, el cine y la televisión. «La excesiva delgadez se tolera, se ve bien y se promociona», escribió una alumna de Diseño Textil e Indumentaria de la Universidad de Palermo en un ensayo de investigación sobre la anorexia.[9]

Y aunque quizás la presión social se haya moderado en años recientes, y hasta se toleran más las prominencias abdominales en los hombres, la delgadez sigue erigiéndose como un salvoconducto al éxito, la felicidad y la salud. «Se ha llegado a conformar un entorno social en el cual se evalúa constantemente el aspecto físico, en desmedro de otros atributos espirituales y/o intelectuales», destaca la psiquiatra chilena Rosa Behar.[10]

El impacto cultural de los cánones de belleza mediáticos es imposible de subestimar. Y un estudio realizado en Fiyi es una muestra elocuente al respecto. Los investigadores examinaron el efecto que tuvo la introducción de la televisión, en 1995, en una región del archipiélago que no había estado expuesta a ese medio. La sociedad fiyiana siempre había valorado tradicionalmente los cuer-

---

8. *Caras y Caretas*. 1929 nov 30. El aviso correspondía a la faja anatómica «Marvel».

9. Roda, S. «Anorexia. Creación y producción en diseño y comunicación: trabajos de estudiantes y egresados». Universidad de Palermo. 2008; (15): 35-36.

10. Behar, A.R. «La construcción cultural del cuerpo: el paradigma de los trastornos de la conducta alimentaria». *Rev Chil Neuro-Psiquiat*. 2010; 48(4): 319-334.

pos robustos y saludables. Por ejemplo, una expresión habitual para alentar el apetito en la mesa es *kana, mo urouro*: que significa «come, así te vuelves gordo». Pero la profusa exposición a los programas occidentales, en especial series como *Melrose Place, Beverly Hills 90210* y *Xena*, cambió la historia. Tres años después, 3 de cada 4 adolescentes entrevistadas ya se consideraban «gordas». Y la probabilidad de que se embarcaran en dietas resultó ser el 30% mayor entre quienes veían la televisión durante 3 o más noches por semana.[11]

En todos los casos, la brecha entre la representación de los magros y jóvenes cuerpos «ideales» y la mayoría de los cuerpos de la vida real, se fue ampliando con el correr de las décadas. En Estados Unidos, en 1975 las modelos pesaban un 8% menos que el promedio de las mujeres. Ahora, esa diferencia ya alcanza el 23%. Lo cual trae como consecuencia una creciente insatisfacción o sentimiento de fracaso, por la imposibilidad de salvar esa grieta entre las expectativas irreales y la realidad palpable frente al espejo. Especialmente en la adolescencia, pero también en la edad adulta.

La cultura de la delgadez, esa obsesión por la figura que permea las sociedades, es una especie de lodazal que atrapa, obnubila y distorsiona la perspectiva. Quita más salud de la que promueve. Aviva trastornos de la alimentación, como la bulimia y la anorexia, y aumenta la incidencia de problemas tales como ansiedad, depresión y fobias. También se asocia con frustración, aislamiento social y sentimientos de desvalorización, entre otras repercusiones emocionales. Una chica a la que le ceden el asiento en el autobús porque piensan que está embarazada, puede desmoronarse anímicamente. Cada invitación a una fiesta, en lugar de ser un motivo de

---

11. Becker, A.E., Burwell, R.A., Gilman, S.E. *et al.* «Eating behaviors and attitudes following prolonged television exposure among ethnic Fijian adolescent girls». *Br J Psychiatry*. 2002; 180: 509-514.

celebración, se transforma en una maldición por la incapacidad de manejar la relación con la comida.

Una revisión sistemática de 15 estudios sobre casi 60.000 personas, por ejemplo, mostró que el riesgo de desarrollar depresión aumenta un 55% entre los obesos comparado con las personas de peso normal.[12] También se demostró que es más frecuente entre mujeres jóvenes. Y los autores creen que, en parte, esto deriva de la disminución de la autoestima, que proviene a su vez de la incapacidad de satisfacer los modelos de belleza impuestos.

El peso de la imagen

Las ventajas de un peso corporal saludable han sido demostradas definitivamente. Y muchos pacientes deciden bajar de peso por recomendación médica.

En general los pacientes saben que deben lograr tener cifras de colesterol bajas, de glucemia adecuada y saben que deben comer sin sal, entre otras recomendaciones.

Sin embargo, aunque cada paciente tiene sus propias motivaciones, en general, el motor más íntimo del descenso de peso no es la preocupación sobre problemas de salud y tampoco la conducta conflictiva con respecto a la comida. El motivo que está presente en la mayoría de las personas con sobrepeso u obesidad es la conflictiva relación que mantienen con la imagen del propio cuerpo. Por cómo se ven: el espejo se convierte en algo tortuoso en tanto refleja un cuerpo muy alejado del modelo social que instalan los medios de comunicación centrados en la moda,

---

12. Luppino, F.S., de Wit, L.M., Bouvy, P.F. *et al.* «Overweight, obesity, and depression: a systematic review and meta-analysis of longitudinal studies». *Arch Gen Psychiatry*. 2010; 67(3): 220-229.

y buena parte de los programas televisivos. El mandato es muy pesado y pone en juego un cuerpo ideal e irreal, inalcanzable para la mayoría.

De acuerdo con los resultados de una encuesta realizada en 2012 por la consultora D'Alessio Irol a 268 mujeres de clase media y mayores de 18 años, el 96% de las consultadas se sintió incómoda con su imagen corporal. Estos resultados nos llevan a concluir que el modelo establecido y el correspondiente deseo de encajar en él son dos caras de la misma moneda.

El juicio más duro correspondió a la propia mirada: 7 de cada 10 mujeres no pasaron la prueba de belleza autoimpuesta (en realidad la imposición responde al colectivo social). Consultadas sobre si la belleza es la escalera al éxito, el 91% de las consultadas consideró que sí: encajar en el molde de belleza vigente otorga ventajas en la vida cotidiana, tanto en lo social como en lo laboral.[13]

Un estudio previo realizado por la misma consultora entre 876 mujeres, demostró que el 95% se siente disconforme con su imagen y una de las fuentes de disconformidad es su peso.

Escribe la psiquiatra Behar: «El modelo de belleza occidental contemporáneo promueve una silueta delgada, sinónimo de éxito, atractivo e inteligencia, observada principalmente en la clase social alta, enfatizada por el modelaje, los medios de comunicación, la publicidad y el culto narcisista al cuerpo, predisponiendo al desarrollo de los trastornos de la conducta alimentaria».

Behar cita a la dermatóloga estadounidense Caroline Koblenzer, para quien el ideal estético corporal imperante en la actualidad preconiza que «ser bella es igual a ser delgada». Pero, muchas veces, esta meta es biogenéticamente difícil de conseguir y facilita la

---

13. D'Alessio Irol. *Ideales de belleza: sólo el 2% de las argentinas se considera atractiva* [Internet]. 2012; enero [citado: 26 ago 2020]. Disponible en: http://www.dalessio.com.ar/xpublico/437_Ga_02_Belleza.pdf.

discrepancia entre el tamaño corporal real y el ideal, generando de este modo, la insatisfacción corporal.

Y concluye: «El inquietante y mantenido incremento de las patologías alimentarias pareciera estar relacionado con una sociedad en la que se utiliza al cuerpo como un pasaporte al logro de un estatus social, y la figura esbelta se valoriza positivamente como sinónimo de éxito, poder, valía, atractivo e inteligencia. Al mismo tiempo, nuestra cultura homologa negativamente la gordura con enfermedad, fealdad, flojera, incapacidad e ineficiencia y discrimina a los sujetos con sobrepeso u obesos. Implícita y explícitamente se transmite el mensaje construyendo la noción de delgadez como valor axiomático, auténtico e irrefutable, como objetivo principal, como modelo corporal a perseguir —muchas veces en las pacientes anoréxicas y bulímicas a toda costa— convirtiéndose de este modo en una idea sobrevalorada trascendental: ser delgada es sinónimo de triunfo, éxito personal, profesional y social, demuestra que se ejerce un control sobre sí misma y sobre todo lo demás».

«Este ideal domina el vínculo del sujeto consigo mismo, manifestándose como una búsqueda permanente de belleza, de potencia y de salud a través de la delgadez, el desarrollo de la musculatura y las manipulaciones quirúrgicas del cuerpo», definen los psicoanalistas Rubén y Raquel (Zonis) Zukerfeld.[14]

A lo largo de nuestra extensa experiencia hemos comprobado los múltiples problemas que provoca este mandato social de delgadez. En un contexto social donde el peso de las políticas económicas y la industria alimentaria estimulan el consumo de alimentos en cantidad y calidad que nada tienen que ver con ese

---

14. Zukerfeld, R., Zukerfeld, R.S. «Psicoanálisis en el siglo XXI: el mito de Aquiles. Sobre ideales culturales y vulnerabilidad» [Internet]. *Docta. Revista de Psicoanálisis*. 2005;3(2):28-46 [citado 26 ago 2020]. Disponible en: http://apcweb.com. ar/wp-content/uploads/2014/10/Docta02.pdf.

cuerpo delgado y mucho menos con la salud de la población en general.

Como planteamos en nuestro libro *Obesidad. Otra mirada*, las personas con sobrepeso en general evitan mirarse al espejo. La exposición del propio cuerpo frente a sí mismos y frente a los otros les puede llegar a resultar insoportable. Así comienzan un camino de aislamiento que los va alejando y excluyendo de todo lo que no sea su entorno más inmediato y protector.

Esta falta de consciencia y reconocimiento sobre su propia imagen lleva a distorsiones que se perpetúan: hay quienes adelgazan y siguen viéndose gordos. En general, no se dan cuenta de cuáles son sus formas y límites: presentan dificultades para conocer sus formas y el espacio que ocupan.

La imagen corporal es la representación mental que tenemos sobre nuestro cuerpo. Es una construcción psíquica que se va armando a lo largo de la vida, a través de las experiencias vividas en el intercambio con los otros vamos interiorizando las representaciones de nuestro cuerpo. Es decir que es el resultado de la experiencia relacional, emocional y vincular. Es, en definitiva, la forma en que cada uno se percibe a sí mismo y la manera en que determina su conducta respecto del propio cuerpo. Actuamos según la representación que tenemos de nuestro cuerpo.

El esquema corporal, en cambio, es una construcción que responde a la biología, ya que se conforma por la conjunción de sensaciones interoceptivas (es decir provenientes del interior de nuestro organismo), propioceptivas (provenientes de los músculos y articulaciones) y exteroceptivas (que nos llegan a través de los sentidos).

Aunque ambos, esquema e imagen corporal, son representaciones imbricadas entre sí, es la primera la que ejerce mayor peso emocional, ya que define lo que cada uno piensa y siente sobre su propio cuerpo y, por extensión en cierta medida, sobre su persona. Determina en buena medida el «autoconcepto».

Esta valoración es subjetiva pero también está determinada por la mirada colectiva y la del grupo de pertenencia. La representación del propio cuerpo puede ser realista o no, pero seguramente será más o menos positiva de acuerdo al juicio de los otros. En una familia de obesos, la obesidad no suele responder a una representación negativa. Defensivamente, los integrantes de la familia se protegen del «peso pesado» del ideal social.

Casi todas las personas con trastornos de la alimentación tienen distorsiones de la imagen corporal.

El disparador de la insatisfacción corporal es, en un amplio porcentaje de casos, la comparación entre el propio cuerpo y el cuerpo ideal instalado coercitivamente en el imaginario social hasta convertirlo en un ideal colectivo. Es uno de los motores que vehiculizan la decisión de adelgazar. Y tiene un importante componente de mandato tirano. Como plantea la psicóloga argentina Iréne Celner en su libro *La tiranía de las dietas*, la obsesión por alcanzar ese cuerpo perfecto es torturante: «El adentro nos tortura cuando confundimos el ideal de belleza propuesto por el mundo externo con perfección y con ley».[15]

La distancia crítica entre la realidad y el ideal es fuente de múltiples malestares.

Nuestro programa adopta varias estrategias para trabajar esta dimensión, incluyendo clases posturales, psicodrama y expresión corporal. El objetivo de todas es «resignificar» las sensaciones y la percepción del propio cuerpo.

---

15. Celcer, I. *La tiranía de las dietas*, Planeta, Buenos Aires, 1994, pág. 73.

3

Una propuesta de cambio

Los mitos y lo contracultural

Vivimos en una cultura que postula la vida saludable como un paradigma de lo ideal[1] y, en el terreno del peso y la imagen, solicita exigencias inalcanzables y sostiene mitos que es necesario desmontar.

Hay que estar delgados

«Tengo que bajar de peso, se casa mi hija»

El mandato no admite grises, ni tiene en cuenta las diferencias subjetivas y la constitución de cada cuerpo, las variaciones normales que se producen en el peso corporal con la edad o las implicaciones de adelgazar hasta el extremo de poner en riesgo la salud. Los modelos de delgadez resultan inalcanzables para la mayoría de las personas. La balanza se transforma en un elemento persecutorio y los desajustes entre anhelo y realidad se traducen en una frustración e insatisfacción que, paradójicamente, atentan contra un peso saludable: hartos de buscar el ideal, muchos pacientes quedan agotados en el camino y abandonan la posibilidad de encontrar un estilo de vida que les permita tener un peso adecuado y una relación placentera con su propio cuerpo.

La felicidad se construye alrededor de una mesa

«Hoy nos juntamos a ver la final: ¡preparemos algo para picar!»

Parece que todo encuentro social, desde una reunión con amigos hasta la presentación de un libro, es incompleto sin abundante comida y bebida. La publicidad refuerza ese modelo y estimula los

---

1. Portillo, J. «La medicina: el imperio de lo efímero». En: Barrán, J.P. *La medicalización de la sociedad*, Nordan-Comunidad, Montevideo, 1993.

exceos: la industria alimentaria pone al alcance de la mano los productos que promociona sin que, en general, nos interroguemos sobre cuáles son nuestros deseos y necesidades.

Todos deben tener un cuerpo atlético

«Esta clase fue bárbara, me duele todo, ¡el profe me mató!»

La cultura del *fitness* modela expectativas desde la infancia y entroniza el culto a la delgadez y a la imagen. Aquéllos que no se ajustan a ese patrón se sienten incómodos y pueden llegar a ser rechazados o generar un circuito en el que se autoexcluyen.

No es necesario moverse

«Los flacos no necesitan hacer actividad física. Y yo detesto moverme»

Todo al alcance de la mano. ¡Ni se le ocurra moverse! El lema parece ser: «póngase cómodo, otros harán las cosas por usted». Sentados frente al ordenador, los hombres y mujeres modernos pueden trabajar, comer y divertirse sin salir de su casa. Pero este *confort* propicia el sedentarismo y no es precisamente un buen aliado de la salud.

Vencer el sobrepeso implica morirse de hambre

«Para bajar de peso tengo que coserme la boca»

Múltiples estudios científicos y nuestra experiencia demuestran exactamente lo opuesto: las dietas restrictivas, aquéllas que llevan a «morirse de hambre», no permiten alcanzar y sostener un peso saludable. Son contraproducentes, porque tarde o temprano derivan en su opuesto: comer en exceso y compulsivamente. Nadie puede sostener un plan alimentario si vive «hambriento». Para vencer el sobrepeso es necesario incorporar hábitos saludables: una alimentación adecuada y actividad física regular.

La comida saludable no es apetecible y es cara

«No tengo dinero para hacer dieta»

Los circuitos de decisión del cerebro procesan más rápido el sabor de un alimento que su condición saludable,[2] lo cual puede favorecer elecciones nutricionales poco aconsejables. Sin embargo, existen múltiples estrategias para preparar comidas sanas y económicas que además nos resulten ricas. En el proceso de adopción de nuevos hábitos, ¡hasta las propias papilas gustativas acompañan el cambio!

La persona con exceso de peso necesita que le enseñen a comer

«Vengo a que me enseñen a comer»

Un adulto no es una persona joven: posee un bagaje de experiencias. Como dijo una de nuestras pacientes: «al llegar al Programa, uno ya sabe todo. Leyó todo. Escuchó a los más afamados especialistas. Visitó más de un nutricionista...». No se trata de aprender a comer, sino de decidirse a aplicar aquello que cada uno, en realidad, ya sabe.

Como vimos en los ejemplos, los mensajes se cruzan y se contraponen. Pero la cultura es una construcción colectiva y cada uno de nosotros aporta su grano de arena. Podemos adueñarnos de esos mitos, prejuicios y leyendas, aceptando su valor de verdad y contribuyendo a perpetuar el equívoco. O podemos adoptar una actitud *contracultural*, replantear nuestra posición, cuestionar aquello que dábamos por sabido y reconocer las contradicciones propias. De esta manera se pone en marcha el proceso de cambio.

---

2. Sullivan, N., Hutcherson, C., Harris, A. *et al*. «Dietary self-control is related to the speed with which attributes of healthfulness and tastiness are processed». *Psychol Sci*. 2015; 26(2): 122-134.

Desactivar el círculo de la culpa, la frustración y la pasividad

Cualquier proceso de cambio incluye un ingrediente clave para el éxito, lo que algunos modelos teóricos denominan autoeficacia: la confianza y la capacidad para conseguir ese cambio. ¿Pero dónde se «compra» esa aptitud o disposición?

Diversos estudios muestran que la mayoría de las personas con sobrepeso y obesidad no continúan con sus programas para el descenso de peso; y que, de quienes lo hacen, sólo una proporción minoritaria consigue su objetivo.[3] O que la mayoría de las personas obesas que logran bajar de peso lo recuperan al cabo de 3 a 5 años. Para el «tsunami cultural», el fracaso refleja falta de voluntad, indolencia o desidia. De alguna manera, quien carga con el exceso de peso sobrelleva también la carga de la condena social.

En ese contexto, es natural que los intentos previos fallidos conduzcan a un círculo de frustración, culpa y pasividad. Encerrados en ese círculo, las dificultades se transforman en barreras. Los desafíos, en obstáculos insalvables.

¿Por dónde podemos empezar el verdadero cambio?

Reconocer que algo hay que cambiar

La experiencia personal de Claudio Ávila, un paciente del programa «Bajando de peso», podría compararse con esas fotos de publicidades que muestran un «antes» y un «después». Según su

---

3. Bautista-Castaño, I., Molina-Cabrillana, J., Montoya-Alonso, J.A. *et al*. «Variables predictive of adherence to diet and physical activity recommendations in the treatment of obesity and overweight, in a group of Spanish subjects». *Int J Obes Relat Metab Disord*. 2004; 28(5): 697-705.

propio relato, «antes la comida era solamente un trámite en las actividades cotidianas». Salía de su casa sin desayunar, o con un café, sin sentarse; a media mañana, terminaba un paquete entero de pastelitos; para almorzar, algún bocadillo entre las reuniones de trabajo; por la tarde, un café con cruasanes; por la noche, llegaba a su casa «muerto de hambre» y comía los restos del día anterior; cenaba cualquier cosa; después, un chocolate antes de dormir. La actividad física ni siquiera era una opción a considerar: después de los 50, ¿a quién podía importarle? ¿Y cuándo podría tener tiempo para dedicarle?

El «después» de Claudio, en cambio, trae un presente más luminoso. Se despierta un rato antes para desayunar tranquilo. A media mañana toma un tentempié. Al mediodía suspende todas las reuniones para almorzar algo liviano. Por la tarde se da tiempo para una merienda que le permite volver bien para cenar lo más saludablemente posible. A veces consume una barrita de chocolate mientras mira una película antes de dormir. ¿Y el ejercicio? Le dedica cuatro días a la semana: hace rutinas aeróbicas, *stretching* y *running*, que, asegura, lo renuevan de lo cansado que llega a casa.

Claudio acepta que su transformación personal no fue (ni es) un proceso lineal ni sencillo: tuvo idas, vueltas, subidas, bajadas, certezas y dudas. «No es una tarea que finaliza. Todos los días siento que tengo que enfrentarla, y a veces lo logro con mayor o menor éxito. Pero sé que tengo aprehendidas las herramientas necesarias para presentar batalla», confía. Sí mantuvo, agrega, una premisa fundamental que se convirtió en la clave de su éxito: cambiar los hábitos y sostenerlos en el tiempo. Un proceso gradual que empieza con la decisión de hacer frente a los mitos, los prejuicios y algunas costumbres profundamente arraigadas, y sigue con el compromiso y el convencimiento de que resulta posible tomar las riendas de su propia vida.

Su cambio no fue instantáneo. Y no lo es en ninguna persona. Se trata de un proceso que reconoce varias etapas y cuya duración es variable en cada uno. Pero que siempre parte de la necesidad íntima de modificar el rumbo, e involucra la decisión comprometida y entusiasta de sostenerlo.

Otra de nuestras pacientes, Beatriz Perrone, recuerda que 2 años atrás, después de muchas bajadas y muchas más subidas de peso, comenzó a pensar «que ya era hora de hacer algo buscando una solución definitiva. Y sabía que si no modificaba hábitos, esto no iba a ocurrir de manera mágica».

El pensamiento precede a la acción, quizás durante años, hasta que algo moviliza a dar el paso.

Otro paciente, Gabriel Baggio, aporta una perspectiva diferente. «Algo que me cambió la vida fue la idea de no intentar hacer una dieta, sino cambiar los hábitos alimenticios. Especialmente la idea de hacerlo por la motivación del bienestar y no por la de bajar de peso. Sentir en el cuerpo que la consecuencia de ese cambio traía consigo la pérdida de peso, fue de las sensaciones más placenteras que he vivido».

Las etapas del cambio

No sólo existe, entonces, un momento para tomar la decisión y mantener el proceso de cambio, sino que también cada persona identifica y aprende a valorar aquello que lo gratifica y ratifica el acierto del rumbo emprendido. El proceso es tan personal como pacientes hay.

Como equipo profesional que acompaña desde hace más de 20 años a las personas en este proceso que incorpora gradualmente hábitos saludables en sus vidas desaconsejamos los cambios bruscos: cada uno tiene sus tiempos, su entorno, su contexto, sus fortalezas y debilidades: su historia. Lo importante es el deseo de cambiar, identificar el rumbo. Y caminar en la dirección adecuada.

Distintos académicos han examinado las fases del proceso de cambio. Uno de los esquemas más conocidos, el «modelo transteórico de cambio» (TTC), fue postulado a comienzos de la década de 1980 por los psicólogos estadounidenses James Prochaska y Carlo DiClemente.[4] Y aunque fue originalmente formulado para predecir el abandono del tabaquismo en fumadores, en los años y décadas posteriores se aplicó en un amplio espectro de cambios de conductas. Incluyendo los trastornos de la conducta alimentaria en el trabajo de incorporar un plan alimentario saludable y la actividad física en la rutina cotidiana.

El modelo de Prochaska y DiClemente distingue 5 etapas: la precontemplación, la contemplación, la preparación, la acción y el mantenimiento.

En la *fase precontemplativa*, la persona todavía no está dispuesta a tomar ninguna acción que modifique el *statu quo*. En la *fase contemplativa*, pretende cambiar en los siguientes 6 meses, aunque analiza los beneficios y las contras de esa modificación (lo que técnicamente se conoce como «balance de decisión»). Puede permanecer en esta etapa durante largos años. Es el caso de quien sabe que tiene que bajar de peso, pero teme el esfuerzo que eso implica y no termina de dar el paso para arrancar con algún programa.

En la *fase de preparación*, la persona ya está dispuesta a empezar el cambio en un futuro inmediato y puede, por ejemplo, pedir

---

4. Prochaska, J.O., Diclemente, C. *The transtheoretical approach: crossing the traditional boundaries of therapy*, Krieger, Malabar, 1984.

cita con especialistas o consultar los horarios del gimnasio. Es el paso previo a la acción.

La *acción* implica cambios francos y verificables en el estilo de vida.

El *mantenimiento*, en tanto, es el trabajo que se realiza para sostener los cambios logrados buscando evitar las recaídas.

La ventaja de éste y otros modelos similares es que refuerzan la noción del cambio como un espiral o *continuum*, y no como una decisión lineal. Por otra parte, nos alertan respecto de la tentación de proponer recetas simples y universales para estimular la modificación. El cambio se va dando como el producto de un proceso laborioso y a la vez gratificante. Y cuando se concreta sobre bases sólidas, es mucho menos probable volver atrás.

Peso ideal *vs.* peso posible

En primer lugar, una de las claves consiste en plantearnos una meta alcanzable de descenso de peso. En nutrición, a menudo escuchamos hablar de un peso «ideal», definido por tablas que lo relacionan con la talla y el género, y de un peso «posible»: aquél que realmente resulta factible de obtener y mantener en el tiempo.

El peso posible tiene en cuenta la historia de sobrepeso. Considera el peso máximo que la persona ha alcanzado, la cantidad de kilos de sobrepeso, los años de sobrepeso y la edad. En el caso de las mujeres también tiene en cuenta si ha tenido hijos y cuántos han sido. El peso posible es un cálculo que realizamos cuando el descenso de peso comienza a hacerse notorio y es útil para evaluar la continuación del proceso. Por ejemplo, si ha alcanzado su peso posible pero aún no ha logrado sostener hábitos saludables, no se considera que tiene las condiciones suficientes para formar parte de un grupo de mantenimiento.

El ajuste de las expectativas es crítico. ¿Se puede aspirar a recuperar a los 50 años el peso de los 20? ¿O, incluso conquistar aquél que nunca se tuvo? También: ¿puede una persona sedentaria, de la noche a la mañana, correr una media maratón de 21 kilómetros?

Si no evaluamos lo posible y los objetivos no son realistas, el fracaso y la frustración estarán asegurados.

Las expectativas poco realistas (sobre la cantidad de kilos a bajar o el efecto del nuevo peso conseguido) se asocian con mayor probabilidad al llamado «efecto yo-yo»: el ciclo de pérdida y recuperación del peso que caracteriza la vida de muchos dietantes crónicos.[5]

En todo caso, hay que tener en cuenta que los beneficios percibidos por el descenso de peso y el reencuentro con el cuerpo suelen «resetear» los objetivos iniciales. Alguien que se proponía idealmente bajar 20 kilos, pero al principio sólo bajó unos pocos, notará cambios mínimos, pero percibirá sensaciones de bienestar que lo alentarán a seguir en su proceso de cambios. Son tantos los logros obtenidos en términos de salud e imagen, que se abandona el exitismo de los números de fantasía y se valora el progreso real.

Encontrar la propia motivación

En abril de 2013, la revista *Annals of Internal Medicine* publicó un estudio sorprendente. Un profesor de medicina de la Universidad de

5. Olson, E.A., Visek, A.J., McDonnell, K.A. *et al.* «Thinness expectations and weight cycling in a sample of middle-aged adults». *Eat Behav.* 2012; 13(2): 142-145.

Minnesota, Jeffrey Kullgreen, quiso probar si los incentivos monetarios favorecían el descenso de peso, y para ello reclutó a 105 empleados con obesidad de un hospital de Filadelfia entre 18 y 70 años. Los incorporó a un programa para el control de peso y los dividió en distintos grupos. En algunos casos, ofreció 100 o 500 dólares por mes a las personas o grupos de 5 que alcanzaban determinadas metas, por ejemplo, una reducción del 10% del peso inicial. Al cabo de 24 semanas, los resultados fueron claros: aquellos participantes que recibían efectivo habían perdido, en promedio, hasta 4 kilos más que aquéllos que no tenían ese estímulo. Y las diferencias entre unos y otros se sostuvieron 12 semanas después de finalizado el programa.[6]

Por supuesto, se trata de un estudio pequeño. No existe un seguimiento a más largo plazo. Y es difícil imaginar un escenario en el que los financiadores de salud dispongan de fondos para subvencionar este tipo de incentivos. Sin embargo, en el mundo real, los pacientes tienen otros muchos incentivos personales, mucho más convincentes que el dinero para reconciliarse con su propio cuerpo. No es extraño que *motivación* y *motor* compartan la misma raíz etimológica: la primera es el motor para el cambio.

¿Y qué nos mueve a buscar adelgazar?

Las causas profundas que reportan los pacientes son muy diversas, pero en la mayoría de las personas con sobrepeso la decisión de iniciar un cambio tiene alguna relación con las dificultades motrices y emocionales que acarrea el exceso de peso: las dificultades para moverse y la censura social que recae sobre la obesidad. «No me puedo ver así.» «No me entra la ropa.» «Estoy cinco minutos de pie y me canso.» «No entro en la butaca del cine.» «Estoy cansado de ser observado críticamente.»

6. Kullgren, J.T., Troxel, A.B., Loewenstein, G. *et al.* «Individual- versus group-based incentives for weight loss: a randomized, controlled trial». *Ann Intern Med.* 2013; 158(7): 505-514.

La mirada del otro suele ser un elemento determinante. A veces, en el grupo, planteamos la siguiente situación: «Si estuvieran solos en una isla desierta, ¿aun así desearían bajar de peso?». Muchos responden que no. Se sentirían, de alguna manera, «liberados».

Como describe la escritora Ana María Shua a Marina, la obesa protagonista de su novela *El peso de la tentación*: «había tenido la ilusión de que alguna vez sería lo bastante vieja como para que no le importara, como para comer sin límites. Pero cuando se terminaban las consideraciones estéticas empezaba la exigencia de las arterias, el llanto de las articulaciones».

En síntesis: es muy difícil precisar el principal factor que nos impulsa a iniciar un cambio. Lo bueno es, esta vez, poner en práctica estrategias que potencian nuestras oportunidades de conseguirlo.

Enfrentarse a las dificultades

Ningún cambio es sencillo. Cuando una bola de nieve cae por la ladera, es más fácil darle un empujón adicional para que vaya más rápido o desviarla unos pocos grados, que frenarla. Del mismo modo, nuestro cuerpo se acostumbró a determinados hábitos que resulta difícil modificar. Hay que intentar desarmarlos para incorporar otros nuevos.

Cuando la persona empieza a bajar de peso también se conecta mejor con ese cuerpo que tenía negado o descuidado. Es un reencuentro tan sorpresivo como gratificante. A menudo les pedimos a los pacientes que anoten en un cuaderno el registro de las sensaciones positivas que van experimentando. No es fácil de verbalizar, pero algunos descubren que se sienten más livianos, flexibles, fuertes, energéticos. Más libres.

Ser capaz de rescatar, valorar y dimensionar cada pequeño progreso, desde la mayor facilidad para atarse los cordones hasta la primera vez que alguien elogia nuestra silueta es fundamental para doblegar esa inercia conductual que puede definirse como «resistencia al cambio». Como decíamos en nuestro libro anterior, «el hábito es lo que habita en uno mismo. Cambiar de hábitos es un proceso doloroso porque hay que sacar de sí algo que está incorporado, está en el cuerpo y es parte de uno mismo. La propuesta de cambiar por nuevos hábitos genera una expectativa de cambio positivo, pero a la vez la incertidumbre de imaginarse distinto. Por lo tanto, cuando se intenta imponer el cambio, se genera un alto nivel de resistencia, lo que hace que sea tan difícil el proceso».

En un libro sobre la psicología de la obesidad, la nutricionista y psicoterapeuta mexicana Luisa Lizet Maya Funes definió al paciente obeso como «resistente y demandante». Y señaló que su evolución dentro del proceso terapéutico está colmada tanto de regresiones como de progresiones.[7]

Sin embargo, también sabemos que la resistencia al cambio no es privativa de la persona con exceso de peso.

El psicólogo social argentino Enrique Pichon-Rivière planteó: «Analizando el porqué de la resistencia al cambio y qué significa cambio para cada uno, pudimos ver que existían en realidad dos miedos básicos en toda patología y frente a toda tarea a iniciar. Son los dos miedos básicos con los que trabajamos permanentemente: el miedo a la pérdida y el miedo al ataque. El miedo a la pérdida es el sentimiento de perder lo que ya se posee y el miedo al ataque es el sentimiento de encontrarse in-

---

7. Maya Funes, L. «La familia del obeso». En: Socorro, R. del, Riebeling, G. *Psicología de la obesidad: esferas de vida. Multidisciplina y complejidad*, El Manual Moderno, México DF, 2014, pág. 41.

defenso ante un medio nuevo sin la instrumentación capaz de protegerlo».[8]

Otro elemento vital favorece y apuntala la transformación: la idea de que no estamos solos, que hay otras personas, pares, que enfrentan el mismo desafío; que comparten los mismos miedos, vergüenzas y frustraciones; y que pueden acompañarnos a transitar ese camino. Es el espacio del grupo terapéutico: uno de los pilares de «Bajando de peso», tema que trataremos en detalle en el capítulo 5.

En 2009, una revisión sistemática examinó bases de datos y recopiló todos los ensayos clínicos publicados en adultos obesos (sobre todo, mujeres) que compararon los resultados de tratamientos grupales *versus* intervenciones individuales. Y comprobó que los primeros son más efectivos.[9] ¿Por qué funcionan mejor? No existe una razón única, pero, entre otros factores, parece ser que la gente, cuando integra un conjunto con las mismas características, abandona menos los programas.[10] O asume con los pares un compromiso mayor con su sostenimiento, como si formara parte de un proyecto colectivo donde cada pieza es importante.

La importancia del protagonismo activo

Dentro de un grupo, entonces, cada participante encuentra un ámbito de resonancia y contención de su propia historia. El psicó-

8. Pichon-Rivière, E. «Historia de la técnica de los grupos operativos». En: *El proceso grupal*, Nueva Visión, Buenos Aires, 2001, págs. 236-237.
9. Paul-Ebhohimhen, V., Avenell, A. «A systematic review of the effectiveness of group versus individual treatments for adult obesity». *Obes Facts*. 2009; 2(1): 17-24.
10. Minniti, A., Bissoli, L., Di Francesco, V. *et al.* «Individual versus group therapy for obesity: comparison of dropout rate and treatment outcome». *Eat Weight Disord*. 2007; 12(4): 161-167.

logo Kurt Lewin teorizó sobre la conformación de grupos. Y sostuvo que cada grupo «constituye verdaderamente un organismo, y no un conglomerado, una colección de individuos que puede ser caracterizado como un *todo dinámico,* lo que significa que un cambio en el estado de una de las partes modifica el estado de cualquier otra parte».

En cualquier caso, durante la tarea grupal, el otro se convierte en un espejo de sí mismo. Pero se trata de un espejo activo, que mira a partir del lado desde el que uno no se ve. Y eso introduce otro de los aspectos de la filosofía del programa «Bajando de peso»: es necesario salir de la pasividad para pasar a transformarse en *protagonistas activos* de la propia recuperación. Esto es: aunque se sostiene el valor de la dinámica grupal, cada paciente decide sus propias metas, sus tiempos, sus estrategias y su forma de organizarse. Del mismo modo, cada uno tiene que ser capaz de reconocer sus propios límites y aprender a tolerar las frustraciones.

Estimulamos a las personas a salir de su pasividad para pasar a ser *protagonistas activos* de su propia recuperación.

Como planteamos en nuestro primer libro: «Este protagonismo activo atraviesa todas las áreas y está presente durante todo el proceso. Nos proponemos que el integrante del grupo comprenda la importancia de su propio accionar dentro del tratamiento. Desde el protagonismo activo deja de ser un receptor de estrategias preestablecidas, para pasar a ser copartícipe del diseño de su propia recuperación. La base conceptual es que, si bien «Bajando de peso» promueve las actividades grupales y cree firmemente en sus ventajas, deja espacio a las singularidades personales; de esta forma el protagonismo activo se entiende como la manera de asumir, desde el plano individual, un tratamiento con características grupales. Esto permite establecer un compromiso más sólido con la propia recuperación y adaptar el plan alimentario y de actividad física a cada individuo. Cada uno decidirá sus propias metas, sus tiempos, sus estrategias, su propia organización; y de la misma forma reconocerá sus propios límites, aprenderá a tolerar sus transgresiones y buscará las estrategias más apropiadas para las situaciones de riesgo que se le presenten. El protagonismo activo no es más que devolver al paciente el poder de su propia recuperación, ofrecerle las riendas de su tratamiento para que sea responsable dentro de un marco de contención. La experiencia indica que la participación activa y comprometida facilita la permanencia en el tratamiento.

Todo esto coloca a la persona ante un proceso de cambio; especialmente de punto de vista para relocalizar el protagonismo y la responsabilidad del éxito en sí mismo y sacarlo de la dieta, la pastilla milagrosa, el tratamiento mágico, etc.»

Un proceso de cambio gradual

En rigor de la verdad, los pacientes vienen a bajar de peso, no a cambiar de hábitos. Y, sin embargo, es modificando los hábitos de alimentación y actividad física como se consigue el objetivo y se aumentan las posibilidades de mantener el logro a largo plazo, sin poner en riesgo la salud.

Pero el proceso de cambio tiene que ser escalonado y las metas, como planteamos antes, realistas. Los objetivos pequeños tienen mayor probabilidad de conseguirse. Y los avances progresivos dan el tiempo necesario para afirmar el nuevo hábito. Como las gotas que perforan la roca, las acciones leves pero sostenidas pueden producir resultados positivos.

En 2003, un influyente artículo en la revista *Science*, cuyo autor principal era James Hill, de la Universidad de Colorado, dio nuevos aires a la estrategia de los pequeños cambios.[11] Los autores plantearon, entre otros, los siguientes argumentos:

1. Los pequeños cambios son más factibles de alcanzar y mantener que los grandes cambios. Por ejemplo, caminar 2.000 pasos más cada día o reemplazar refrescos comunes por versiones dietéticas. Los cambios de hábitos modestos pero sostenibles son mejores que los cambios más ambiciosos pero imposibles de sostener en el tiempo.

2. Incluso pequeños cambios pueden tener un alto impacto en la regulación del peso corporal. Un gasto adicional de 100 calorías/día (o una reducción equivalente en la ingesta) podría corregir, en la mayoría de los adultos, la discrepancia en el balance energético que conduce gradualmente al aumento de peso.

3. Realizar pequeños cambios positivos fortalece la autoeficacia, concepto que, como habíamos visto, implica un «*shock* de confianza» en las posibilidades de éxito del cambio emprendido. Y ahí arranca un círculo virtuoso: el éxito inicial motiva a intentar pequeñas modificaciones adicionales. Y esos cambios mínimos, al final del proceso, se habrán convertido en otros mucho más sustantivos.

Los objetivos pequeños y realistas pueden plantearse tanto en el campo de la alimentación como en el de la actividad física. Por ejemplo, se puede empezar con una vuelta a la manzana cada día y, una vez alcanzada esa meta, aumentar progresivamente la cantidad hasta pasar a un parque. De una manera natural y placentera. Sin

---

11. Hill, J.O., Wyatt, H.R., Reed, G.W. *et al.* «Obesity and the environment: where do we go from here?» *Science.* 2003; 299(5608): 853-855.

esfuerzos desmedidos. Hay pacientes que empezaron de esa manera ¡y hoy participan en carreras de 10 kilómetros!

Y por más mínimos que sean los pasos que empecemos a dar, las señales positivas que recibamos nos van a impulsar a seguir en ese camino.

4

Alimentación y movimiento, los pilares para el cambio

Parte 1
Todo sobre los alimentos

«Dietar» sin sentido

La ciencia ha demostrado que las dietas restrictivas están condenadas al fracaso. Los estudios son numerosos. Por ejemplo el realizado por investigadores de la Universidad de California en Los Ángeles (UCLA), basado en una revisión de la bibliografía médica y el examen de los efectos a largo plazo de 31 dietas hipocalóricas. Sus conclusiones fueron desoladoras: la mayoría de las personas que se embarcan en esas dietas pierden del 5% al 10% del peso inicial en los primeros 6 meses. Pero cuando se observan los resultados después de 4 o 5 años, entre un tercio y dos tercios recobraron más peso del que tenían al comienzo. Los autores creen que la cifra real de rebote es aún más alta, porque muchos pacientes se perdieron en el seguimiento.[1] Una de las especialistas dijo que, en realidad, hacer dieta es un «vaticinador consistente» de aumento de peso en el futuro.

Es la paradoja de las dietas restrictivas: propician más sobrepeso, activan la frustración de un fracaso más y la sensación permanente de tener que empezar de cero.

¿Por qué las dietas fracasan?

Una de las razones es que el cuerpo, cuando deja de recibir los nutrientes y las calorías acostumbradas, lo interpreta como una

---

1. Mann, T., Tomiyama, A.J., Westling, E. *et al.* «Medicare's search for effective obesity treatments: diets are not the answer». *Am Psychol*. 2007; 62(3): 220-233.

situación de carencia o hambruna. Una señal de alerta. Y, condicionado por milenios de evolución, reacciona frente a esa agresión poniéndose en «modo ahorro»: reduce el metabolismo basal, o la cantidad de energía que necesita el organismo para realizar las funciones vitales.

En ese contexto de privación, la maquinaria bioquímica del organismo se activa para transformar los «pocos» nutrientes que recibe en depósitos de energía, esto es, en reservas adiposas. Guarda todo lo que le dan, porque no sabe hasta cuándo va a seguir la restricción. El común denominador de este proceso es el hambre, que impide que esta restricción se sostenga en el tiempo, volviendo a los patrones de una hiperingesta.

Bajar de peso mediante un ajuste drástico de la ingesta representa una estrategia psíquica y metabólica insostenible. Y, además, a medida que este mecanismo se repite, declinan aún más las probabilidades de mantener el «éxito». En las dietas de descenso rápido, la mayor proporción de kilos bajados provienen de la masa muscular y el agua, y sólo un bajo porcentaje es de grasa, con un riesgo agregado de deficiencia de nutrientes esenciales.

Todos los nutrientes cumplen un rol protagonista en el organismo: los hidratos de carbono son la principal fuente de energía del cerebro y de los músculos; las grasas son componentes de la membrana celular, influyen en el balance hormonal, aportan ácidos grasos esenciales y facilitan la absorción de vitaminas; las proteínas ayudan a fabricar y regenerar los tejidos. La carencia de cualquiera de ellos provoca fallos funcionales orgánicos de muy variada intensidad, abarcando trastornos funcionales en órganos claves como el hígado y el riñón, y en la función del sistema inmunológico, por ejemplo.

En su libro *Nietzsche y la medicina*, el médico Esteban Rubinstein alerta sobre las dietas o consejos alimentarios banales, que demonizan a tal o cual comida o componente nutricional bajo la premisa de que su ingestión produce un efecto determinado. Y rescata al filósofo alemán, quien en el libro *El crepúsculo de los ídolos*, de 1889, advirtió con lucidez sobre el «peligroso error» de confundir la consecuencia con la causa. Nietzsche lo ejemplifica en su obra con un popular tratado de Luigi Cornaro, un noble veneciano del siglo XVI, quien practicaba y predicaba una dieta frugal extrema para vivir 100 años.

«Nietzsche desenmascara esa falacia», escribe Rubinstein, «argumentando que, si bien es cierto que Cornaro vivió muchos años, es imposible atribuirle causalidad a la dieta rigurosa que llevó; lo más probable es que su larga vida esté relacionada con una condición previa de su metabolismo, y no con la dieta».[2]

Lo mismo puede aplicarse a las dietas adelgazantes. La alimentación es un asunto demasiado complejo para resolverlo con fórmulas mágicas. Aquellas dietas que recurren a preparados magistrales «homeopáticos» también entrañan riesgos. Consisten, por lo general, en un cóctel de estimulantes, inhibidores del apetito, diuréticos, laxantes y sedantes que, si bien pueden favorecer el descenso de peso por un aceleramiento del metabolismo basal, tienen riesgos altísimos porque también pueden producir muchos efectos adversos como: aumentos del ritmo cardíaco y la presión arterial, insomnio, nerviosismo, deshidratación, euforia y adicción. Los kilos bajados se recuperan al suspender la ingesta de estos preparados.

Un camino que conduce siempre al punto de partida no es un buen camino. Otra consideración que suma a lo que venimos diciendo son las investigaciones realizadas por la Dra. Kelly

---

2. Rubinstein, E. *Nietzsche y la medicina: un libro para médicos y no médicos*, delhospital ediciones, Buenos Aires, 2016, págs. 140-141.

Browwenll, de Yale, quien afirma que el «efecto yo-yo» podría aumentar los riesgos para la salud, tales como la hipertensión, la diabetes, incluso el aumento de la mortalidad por todas esas causas. Aunque la evidencia no es concluyente al respecto,[3] se siguen realizando investigaciones.

¡Basta de dietas! El plan de alimentación

La palabra dieta («hacer dieta», «estoy a dieta»), por lo menos en el lenguaje cotidiano, remite a comer poco, a hacer un gran sacrificio durante un tiempo limitado y lograr bajar de peso rápido. Y siempre con la ilusión de que después de tal esfuerzo, la conquista sea duradera. El término podría asociarse también con lo negativo y el castigo, como si la persona excedida de peso debiera redimir sus culpas por haber comido en exceso.

El plan alimentario es otra cosa. Es un plan de alimentación saludable, personalizado, apto para integrar en el ámbito social y familiar, que contiene todos los alimentos (aún aquéllos que no entran en las «dietas») y que el paciente deberá aprender cómo, cuánto y cuándo comerlos. No sería realista, y por lo tanto no sería posible, que los pasteles, la pizza, el helado o el asado estén excluidos de por vida.

Así que, como dice la canción, está «prohibido prohibir». En un plan alimentario, como el que indicamos en «Bajando de peso», todo está permitido. No hay alimentos vedados, sí hay alimentos que requieren un control especial, al menos en la etapa del tratamiento.

---

3. Mehta, T., Smith Jr, D.L., Muhammad, J. *et al.* «Impact of weight cycling on risk of morbidity and mortality». *Obes Rev.* 2014; 15(11): 870-881.

Mientras la dieta se vincula con restricciones, desequilibrios, carencias y efectos rápidos pero temporales, nuestro plan alimentario es completo, equilibrado, variado y saludable. Propone metas realistas y sostenibles: se sugiere medio kilo de descenso por semana.

Promovemos «comer bien», que no significa «comer mucho». Ponemos el foco en incluir todos los grupos de alimentos para promover un descenso de peso saludable, sin carencias nutricionales.

La evidencia apoya este abordaje. Por ejemplo, un estudio de 2007 mostró que mujeres obesas que sólo se habían mentalizado para limitar la ingestión de alimentos ricos en grasa bajaban menos peso que aquéllas que, además, se concentraban en comer más frutas y verduras.[4] En este campo, más puede ser menos.

Con el objeto de incluir en el plan alimentario aquellos alimentos que son más calóricos o con mayor contenido de grasa, utilizamos el concepto de «sustitución». Se cambia un alimento por otro. Es el derecho a optar comer aquello que a uno más le gusta. Esta instancia para los pacientes es muy difícil: muchos, acostumbrados a que las «dietas» les marquen con detalle qué pueden y qué no pueden comer, se sienten al principio desconcertados frente a la responsabilidad de elegir. Pero forma parte de un aprendizaje: en el mundo real, las prohibiciones absolutas sólo activan el deseo por transgredirlas.

Queda claro, entonces, que el objetivo principal del plan alimentario no es, como en las dietas, solamente bajar kilos, sino crear un nuevo hábito alimentario que, además de contribuir al descenso de peso, pueda funcionar como reaseguro para mantenerlo.

4. Ello-Martin, J., Roe, L.S., Ledikwe, J. et al. «Dietary energy density in the treatment of obesity: a year-long trial comparing 2 weight-loss diets». *Am J Clin Nutr.* 2007; 85(6): 1465-1477.

La balanza no es el único medidor del éxito, sino un parámetro más de la evolución del tratamiento. No hay que perder de vista la finalidad de una intervención de salud en relación al descenso de peso.

El registro: un «espejo del tratamiento»

El registro de ingestas es una de las herramientas más importantes en el tratamiento del sobrepeso y la obesidad: el «espejo del tratamiento» en el que las personas que iniciaron un plan de descenso de peso se ven reflejadas y a partir del cual surgen los objetivos a corto y a largo plazo para trabajar. Puede ayudar a comprender, repensar, modificar o reforzar las pautas del plan.

¿En qué consiste? En una plantilla en la que se anotan todos los alimentos que fueron ingeridos a lo largo del día, con el mayor detalle posible, incluyendo cantidades, horarios y sensaciones que producen determinados alimentos.

Hacer el registro representa una instancia difícil. Es confrontar con lo que se puede y no se puede. Con lo que se piensa y lo que «es».

Cuando esa persona está en tratamiento, implica animarse a compartir con otro (el profesional) lo que sucede a solas. Y aquello que, muchas veces, ni siquiera sabe que le ocurre.

Es muy importante aprovechar esta herramienta y tomarla como propia. Desde el registro se podrán identificar distintas situaciones (picoteos, atracones, comidas nocturnas, horarios salteados, restricciones, conductas compensatorias). Toda esta información ayudará a la elaboración de nuevas estrategias.

En cualquier caso, es importante interpretar el registro como un acompañante del proceso de incorporación de un nuevo plan de alimentación y no un «delator» de debilidades. Es un material de trabajo privado que pone de relieve los logros y las dificultades.

El profesional colabora en el análisis del registro cuando el paciente lo trae para compartirlo.

Que el registro alimentario sea efectivo a lo largo del proceso del tratamiento depende, en gran parte, de que el paciente aprenda a hacer su propio análisis.

Por otra parte, está comprobado que el solo hecho de llevar un registro de lo que se hace o no se hace ayuda a modificar conductas: ayuda a comer un poco menos y a moverse un poco más. Es lo que llamamos un «vaticinador» de éxito del tratamiento: en nuestra experiencia clínica vemos que quienes completan con mayor constancia y detalle el registro, desarrollan un mayor autocontrol y tienen más probabilidad de alcanzar el objetivo planteado.

Existen numerosos estudios que lo confirman. Por ejemplo, un trabajo de 2008 publicado en el *American Journal of Preventive Medicine* mostró que, en el curso de 6 meses, aquellos participantes de un programa para el control del peso que llenaban un diario con sus ingestas 6 veces por semana bajaron el doble de kilos que aquéllos que sólo hacían anotaciones en él una vez por semana o menos.[5]

Y esto también es válido para quienes realizan su proceso de forma independiente, es decir sin participar de un tratamiento profesional.

¿Cuáles son algunos consejos para hacer el registro y que nos aporte información confiable?

Es fundamental: tratar de ir anotando cada vez que se ingiera algo, y no reconstruir todas las ingestas al final del día o de la se-

5. Hollis, J.F., Gulllion, C., Stevens, V. *et al.* «Weight loss during the intensive intervention phase of the weight-loss maintenance trial». *Am J Prev Med.* 2008; 35(2): 118-126.

mana (la memoria no es tan fiel). Se puede hacer en una libreta, en un dispositivo móvil, en la agenda o donde lo considere cada uno. La idea es dejar anotados todos los alimentos ingeridos, incluso aquéllos que pueden ser «invisibles» o nos pasan como inadvertidos, como, por ejemplo, un picoteo de media tarde o mientras se cocina; algo dulce después de cenar... Está comprobado que muchas personas con o sin sobrepeso creen que comen menos de lo que realmente comen. Es importante usar un símbolo (+) para marcar aquellos momentos en los que se identifique que hay comida de más.

Marcar las sustituciones por separado. No es aconsejable «suspender» las anotaciones el día en que se tiene una fiesta o se está más tentado a comer de lo habitual.

Sabiendo que la realización del registro es una instancia difícil, sugerimos que al inicio la persona anote lo que le sea posible. El registro no pierde su valor por no estar completo. Sigue siendo un material valioso. En el caso de aquellas personas que presenten mayor «resistencia» a hacer el registro, existen algunas estrategias para apuntalar el hábito: por ejemplo, pueden anotar una comida por día, la comida que sea, para aproximarse. Después todo un día. Y así poco a poco, hasta que el registro cotidiano se incorpore como una rutina y se sostenga, al menos, hasta llegar al mejor peso posible.

Un asunto de fracciones

Desde que se levanta por la mañana hasta las 13 horas, María Milano no prueba bocado. No se trata de una privación intencional ni forzada: simplemente, no tiene hambre. «Creo que eso viene de la secundaria. Yo iba al turno de tarde y dormía hasta pocos minutos antes de entrar, por lo que mi cuerpo se acostumbró a esos horarios», recordó en una reunión de «Bajando de Peso». Sea o no por ese antecedente, poco después del mediodía, el ayuno se termina como si se rompiera un encanto.

Por supuesto, ese esquema de alimentación no es recomendado. El organismo fue diseñado para comer varias veces al día, esto es, para fraccionar la ingesta calórica diaria. Está comprobado que, si una persona come a intervalos de entre 2 y 3 horas (unas 6 veces al día) tiene más probabilidades de bajar de peso que si come lo mismo de una vez.

Un estudio realizado sobre 499 participantes mostró que aquellas personas con 4 o más comidas o picoteos diarios reducen casi a la mitad el riesgo de obesidad, en comparación con quienes sólo consumen alimentos 3 o menos veces diarias.[6]

La frecuencia de las ingestas también se ha asociado de manera directa con un mejor mantenimiento del peso alcanzado.

Hay varios estudios en los cuales se reafirma que distribuir las ingestas a lo largo del día redunda en beneficios en la balanza. Por un lado, el mero hecho de comer (masticar, digerir, etc.) implica un gasto calórico. Además, las ingestas adecuadas disminuyen las posibilidades de comer de más.

Lo recomendado entonces, es hacer las 4 comidas diarias: desayuno, almuerzo, merienda y cena. A eso se le puede agregar un tentempié a media mañana y otro a media tarde, para así mantener el intervalo adecuado entre comidas.

¿Pero cuáles son los alimentos o comidas que hace falta consumir?

En realidad, un plan alimentario saludable y sostenible no consiste en una dieta reglada que impone tal o cual comida para cada

---

6. Ma, Y., Bertone, E., Stanek III, E. *et al.* «Association between eating patterns and obesity in a free-living US adult population». *Am J Epidemiol.* 2003; 158(1): 85-92.

día de la semana, sin tener en cuenta las características particulares de cada persona y sus singulares circunstancias, sino que reivindica el protagonismo activo de cada una y su capacidad de elección. Por supuesto, teniendo en cuenta el balance nutricional y las cantidades.

En «Bajando de peso» no proponemos fórmulas mágicas ni recetas sorprendentes. Las personas ya saben que la parte más importante del plato son las verduras, o que hay que consumir más frutas y menos frituras y azúcares. No se enseña qué comer, qué es lo «bueno» y qué es lo «malo»: la mayoría de las personas sabe qué tendría que modificar en su menú para volverlo más saludable. Aunque sí tratamos de propiciar pequeños cambios que, progresivamente, van apuntalando cambios más profundos.

Trabajamos desde la realidad del paciente. Las imposiciones drásticas y ajenas al contexto individual son, tarde o temprano, una receta para el fracaso.

En la siguiente tabla se presentan distintos grupos de alimentos que sirven como guía para las distintas combinaciones. Además cuenta con la suficiente flexibilidad para adaptarse a las predilecciones y contextos del paciente.

Hidratos de carbono complejos	Proteínas	Verduras A y B	Grasas
Cereales: arroz integral o blanco, amaranto, quinoa, mijo, avena, cebada, centeno, trigo y derivados (harinas, pan, fideos, galletitas, tostadas), maíz (polenta). Legumbres (guisantes, garbanzos, judías, lentejas, etc.) Verduras C: patata, boniato, maíz, yuca.	Lácteos desnatados (leche, quesos, yogur). Huevo. Carne de ternera magra (cadera, lomo, tapa, cuadrada, paletilla, redondo). Carne de cerdo magra (carré, solomillo). Pollo sin piel. Pescados magros y grasosos. Pescados en lata al natural (atún, caballa, jurel). Surimi.	Acelga, achicoria, guindilla, apio, berro, berenjena, brócoli, cardos, coliflor, chucrut, espárrago, escarola, espinaca, hinojo, champiñones, lechuga, pepino, pimiento, repollo, col, endibia, tomate, calabacín, rabanitos, alcachofas, brotes de soja, calabaza, cebolla, judías, habas, nabo, brotes de nabo, puerro, palmitos, remolacha, zanahoria.	Aguacates Nueces Almendras Cacahuetes Aceitunas Anacardos Avellanas Pistachos Aceite Mayonesa *light* Mantequilla *light* Nata.

Una pauta fundamental es respetar las cuatro comidas diarias y no saltárselas. El desayuno, aunque hay quienes lo consideran prescindible, es vigorizante y «organiza» las ingestas para el resto del día.

Numerosas evidencias muestran que las personas que desayunan tienen mayor rendimiento al hacer ejercicio. Además, el desayuno condiciona una buena conducta alimentaria a lo largo del día.

La propuesta es combinar distintos grupos de alimentos y prestar especial atención a aquéllos que nos incentivan a comer más.

Veamos algunos ejemplos prácticos con opciones para una semana.

Desayuno y merienda

Deben ser completos e incorporar proteínas (lácteos), hidratos de carbono (pan, cereales) y queso untable descremado o mermelada *light*, acompañados de diversos tipos de infusiones: té, mate, café, té de hierbas, endulzados con edulcorante, pero siempre incluyendo un alimento de cada grupo. Por ejemplo: un vaso de leche o yogur bebible, 2 rebanadas de pan de molde con mermelada *light* y un café. Si uno descubre que resulta más difícil mantener el control con determinados alimentos, por ejemplo las galletas, se puede optar por otra opción de hidrato.

Almuerzo y cena

Incluyen entrante, plato principal y postre, con un alimento de cada grupo. La paleta de opciones está integrada por hidratos de carbono complejos (como cereales: arroz, polenta o fideos; legumbres: guisantes, judías, lentejas; patatas, boniato, maíz), proteínas (carnes, huevos, queso), verduras A y B (como lechuga, tomate y zanahoria) y grasas (como aceite, aguacate y nueces).

Un menú típico podría ser, por ejemplo, un trozo de lomo, un plato hondo de verduras, una cucharada de aceite, una guarnición de arroz y una fruta o un postre *light*.

Opciones similares se pueden encontrar en una panadería, para el que pasa el horario del almuerzo en la calle o tiene que pedir *delivery* en el trabajo. Algunos ejemplos son:

- Un bocadillo saludable de pan francés o árabe que contenga atún, redondo de carne o queso y las verduras que se puedan agregar (lechuga, tomate, zanahoria rallada).

- Una ensalada completa con las verduras que les gusten, trozos de pollo y patatas, arroz o maíz. Aporta casi las mismas calorías que dos empanadas, pero produce mayor saciedad y es mucho más equilibrado desde el punto de vista nutricional.

Tentempiés

Se utilizan como intermedio entre el desayuno y el almuerzo, o entre el almuerzo y la merienda, cuando hay más de cinco horas de espacio entre ambas comidas. De hecho, durante el día, aconsejamos no dejar pasar más de cuatro horas sin comer, dado que los intervalos prolongados exacerban el hambre y dificultan el autocontrol. Así como no comer antes de las dos horas.

El tentempié consiste en una bebida sin calorías (una infusión, agua, un refresco *light*) y algo sólido, que puede ser una fruta, una barra de cereal, un yogur descremado, etc. La principal indicación es que no exceda las 120 calorías, los 3 gramos de grasas totales y los 80 mg de sodio en la porción que indica el envase, para lo cual acompañamos al paciente en el aprendizaje de la lectura de las etiquetas de los productos para identificar aquellos alimentos adecuados al plan en esa parte del día.

Recordamos siempre la frase de un querido paciente que decía: «Haga de su frutería su mejor kiosco», teniendo en cuenta el contexto actual donde hay tantas fruterías como kioscos, y una fruta fresca es de mayor calidad nutricional que un producto procesado como una barrita o un dulce.

Como se puede advertir, la oferta de opciones es amplia y muy variada, para contrarrestar el prejuicio de que todos los cambios nutricionales «saludables» son aburridos. Tampoco existe ninguna columna de alimentos prohibidos, ni se difama o demoniza a ingredientes particulares de la dieta. Es cierto que es recomendable un mayor consumo de frutas y verduras, porque proporcionan saciedad y son ricos en vitaminas y fibras. Pero también hay lugar para las carnes, las pastas y las grasas (crudas), siempre que se usen en la porción adecuada.

La cantidad, una variable importante

El término porción define a la cantidad real de comida que uno ingiere. Y el tamaño de porción recomendable significa lo que se *debería* ingerir. La diferencia no es banal. Subir de peso o no poder adelgazar, entre otros factores, puede deberse a que uno come porciones más grandes de las convenientes.

Y no es extraño que eso suceda.

En las últimas décadas, el tamaño de las porciones se fue agrandando de manera sostenida. El tamaño promedio de una hamburguesa creció el 223% desde la década de 1950. Un pastel de carne individual pesaba 160 gramos en 1993, y 240 gramos 20 años más tarde. En ese lapso de tiempo, el paquete familiar de patatas fritas pasó de tener 100 a 150 gramos.

Según escribió un grupo de investigadores en el *British Medical Journal*, para lidiar con la epidemia de sobrepeso y obesidad sería necesario volver a la cantidad de alimentos que se servía en los años cincuenta. «Eliminar las porciones grandes de la dieta podría bajar el consumo energético (calórico) un 12-16% en los adultos del Reino Unido y un 22-29% en los adultos de Estados Unidos», señalaron.[7]

La cantidad de comida que hay en el plato, está comprobado, proporciona una percepción visual o norma de consumo que in-

7. Marteau, T.M., Hollands, G.J., Shemilt, I. *et al*. «Downsizing: policy options to reduce portion sizes to help tackle obesity». *BMJ*. 2015; 351: h5863.

fluye sobre cuánto se espera consumir y cuánto eventualmente se consume.

En un curioso estudio, dos grupos de participantes fueron invitados a tomar sopa en un restaurante. Pero, en uno de los grupos, el plato en que les habían servido el alimento se llenaba automáticamente de manera imperceptible. ¿El resultado? Terminaron ingiriendo un 73% más que aquéllos que tomaron la sopa en un plato común.

Y, sin embargo, no reportaron sentir más saciedad que los otros.[8] Los autores concluyeron que la gente confía en las pistas visuales o en medidas a ojo (por ejemplo, «comer hasta vaciar el plato») para determinar cuánto comer, y comen hasta que llegan a ese punto, salvo que sientan antes saciedad. Esto puede conducir a un monitoreo ineficaz de la ingesta y al consumo excesivo.

Es natural, entonces, que nosotros propongamos la ingesta por porciones de tamaño adecuado Esto es: importa la calidad, pero también la cantidad de los alimentos.

Por ejemplo, una porción de carne vacuna cabe en la palma de la mano; la de pollo, en una mano entera; la de pescado, en dos manos. Las porciones de aceite se miden con cucharadas soperas. El arroz son seis cucharadas. Las rebanadas de pan para el desayuno, pueden ser una o dos según la persona. Y así con los distintos alimentos.

Algunas estrategias para no excederse con los tamaños de las porciones son las siguientes:

1. No servirse de más por anticipado, porque visualmente a uno le «parezca» que se va a quedar con hambre.

---

8. Wansink, B., Painter, J.E., North, J. «Bottomless bowls: why visual cues of portion size may influence intake». *Obes Res.* 2005; 13(1): 93-100.

2. Comer lento, masticando y saboreando cada alimento, haciendo pausas entre bocado y bocado.
3. Comer con la televisión apagada y sin fuentes de comida en la mesa, o sea, sólo con lo servido en los platos.
4. Tratar de no incluir, al inicio, alimentos que disparen a comer mucha cantidad de estos o de otros similares.

Para una persona que está iniciando el tratamiento, sugerimos un proceso gradual. En principio servirse un poco menos de lo que habitualmente se estaba sirviendo, hasta poder alcanzar la propuesta de cantidades del plan.

Pensar en porciones y no sólo en el tipo de alimento, también permite planificar estrategias para cambios graduales de hábitos. Si una persona come el equivalente a tres porciones de, por ejemplo, fideos, se la puede animar a que baje inicialmente esa cantidad a dos. No es lo ideal, pero es lo posible.

Comer rico es un derecho

El prolífico escritor de ciencia ficción y divulgador científico Isaac Asimov (1920-1992) señaló, con amarga ironía, que la primera ley de la dietética parecía ser la siguiente: «si tiene buen sabor, es malo para usted». A pesar de los años transcurridos seguimos escuchando estas afirmaciones.

Es cierto que existen alimentos de alto valor calórico que suelen resultar tan sabrosos que pueden estimular a comer más. Además, su presencia es constante en la vida cotidiana y es imposible aislarlos. Esos alimentos de alto valor calórico, y con algo de riesgo, tienen un lugar en nuestro plan alimentario, y se incorporan de una manera planificada.

Las sustituciones forman parte del derecho de los pacientes a elegir aquello que más les gusta.

Nosotros proponemos dos tipos de cambios semanales: uno dulce y otro salado. Por ejemplo: una persona puede, en una cena, reemplazar parte del plato principal por un plato de raviolis con salsa cuatro quesos o dos porciones de pizza (que representa una porción en el plan), sin dejar de comer las verduras, el entrante ni el postre. Así como es posible cambiar dos rebanadas de pan del desayuno o de la merienda por una porción de pastel, o reemplazar una merienda o el postre por una porción de helado.

Un tercer tipo de cambio, que en realidad es un agregado porque no entra en lugar de ningún nutriente, es el alcohol. Así, una vez a la semana se pueden incluir dos vasos de cerveza, vino o champán, o una medida de bebida blanca (como whisky o vodka).

Sugerimos que las sustituciones sean planificadas y elegidas. Es fundamental programar el día en que se van a implementar, y tener en cuenta también la circunstancia de la ingesta: en casa, en un restaurante, con amigos o en una fiesta.

Las sustituciones, además de ser un derecho son una instancia de aprendizaje que no hay que subestimar. La persona se enfrenta a un alimento que le gusta y tiene que aprender a manejar. Tomar contacto con aquellos alimentos que nos cuesta controlar ayuda a mejorar nuestro vínculo con ellos. Facilita la posibilidad de comerlos en cantidades más adecuadas.

Una nueva relación con los alimentos

Durante todo un año, la ecóloga sueca Annika Felton permaneció en la selva boliviana para documentar los hábitos del mono araña peruano (*Ateles chamek*), un primate en peligro de extinción que también se encuentra en Perú, Brasil y Colombia. La investigadora, con gran minuciosidad, siguió a 15 individuos adultos y registró la cantidad de frutos maduros, brotes de hojas, flores e insectos que consumieron a lo largo de un día. Felton llenó tablas y ordenó realizar análisis nutricionales. Comprobó, por ejemplo, que los monos estudiados recurrieron a plantas de 63 especies durante el período de observación, o que ingerían 11 gramos diarios de proteínas, aunque la proporción de grasas e hidratos de carbono era más variable. Según la investigadora, conocer los patrones de alimentación en el ambiente salvaje puede ayudar, entre otras cosas, a prevenir la obesidad que muchos simios desarrollan en cautiverio.[9]

¡Ojalá fuera tan fácil en las personas! ¿Nuestro «cautiverio» es el entorno social obesogénico?

En los monos araña, en los cangrejos, en los colibríes o en los hipopótamos, la alimentación es una necesidad fisiológica primaria. Pero, en los seres humanos, es también un acto voluntario y un hecho cultural que está influido por factores tan diversos como el presupuesto, las costumbres familiares y sociales, las creencias, los prejuicios y las modas. No se come lo que se come sólo por hambre, sino también por la familia y los amigos, los envases y los platos, las etiquetas y las luces, los colores y las velas, las formas y los olores, las publicidades y la proximidad a los supermercados.

Decíamos en nuestro libro anterior: «comer es una actividad inherente a la vida, y como otras, debe estar supeditada a un aprendizaje que le dé forma y medida».

---

9. Oxford University Press. «Feeding behaviors in monkeys and humans have ancient, shared roots, bolivian rainforest study suggests» [Internet]. *Science-Daily*. 2009 mayo 20 [citado 26 ago 2020]. Disponible en: «http://www.science-daily.com/releases/2009/05/090519214940.htm» www.sciencedaily.com/releases/2009/05/090519214940.htm.

Lo que pretendemos transmitir es la importancia de aprender a entablar una nueva relación con los alimentos. Descubrir que se puede encontrar sabor en productos y preparaciones que no formaban parte de nuestro menú habitual. Que las privaciones y sufrimientos de las dietas restrictivas, lejos de traer beneficios, tienen numerosos efectos adversos ya mencionados. Que se puede aprender a diferenciar entre lo que es hambre y ganas de comer. Y que también podemos replantearnos la dimensión hedónica de la comida y encontrar placer en otras actividades que no impliquen necesariamente comer, como hacer ejercicio, leer, bailar.

Alentamos a las personas a que prueben distintas combinaciones de comidas sin sacrificar su presentación ni sabor. También es importante poner en juego todos los sentidos a la hora de comer. Hay que evitar distracciones, como leer, mandar mensajes de whatsapp o ver la televisión, ya que pueden iniciar el consumo de alimentos sin correlación con el hambre, pueden disminuir la capacidad de controlar el consumo, y pueden también extender la duración de una comida.

Un estudio demostró que las personas que almorzaban al mismo tiempo que escuchaban una historia de detectives consumieron un 15% más que los que lo hicieron en silencio.

Recuperar el registro de saciedad

Una relación saludable con los alimentos implica, también, reconocer las señales físicas de la saciedad: aquellos mensajes del cuerpo que producen una cesación de la ingesta. Pero no para todos es posible tener ese registro.

El proceso de saciedad es complejo. Arranca en la visión y en los olores de la comida, se favorece por la presencia de ciertos componentes como las proteínas y las fibras, y también se ve influenciado por su textura.

Por otra parte, se sabe que los mecanismos de saciedad resultan ser más ineficientes y menos poderosos que los mecanismos de ingesta. La explicación es evolutiva: el organismo se defiende mejor de la inanición que de la sobrealimentación.

La saciedad debería sentirse como una plenitud gástrica placentera, no como la sensación de pesadez que sigue a los excesos en la mesa. No hay que llegar a ese límite. Para poder «escuchar» ese mensaje y actuar en consecuencia, existen varias recomendaciones que podemos comenzar a practicar hasta incorporarlas de manera automática:

- respetar la secuencia de entrante, plato y postre;
- evitar las distracciones (como la televisión);
- tomarse el tiempo para beber;
- atender a la postura (no estar inclinado sobre el plato);
- apoyar los cubiertos entre bocado y bocado y cruzarlos sobre el plato al terminar.

Hay que respirar. Hacer una pausa. Y conectarse con el acto que estamos realizando. En otras palabras: llenarnos los sentidos, no sólo el estómago.

Escuchando a dos mujeres con sobrepeso hablar sobre el problema, una de ellas creía tener la solución, una solución novedosa que se basaba en la restricción de comer cereales, como si fueran los causantes de la obesidad. Y esto tienen que ver con las distintas modas: cereales, harinas, hidratos, creyendo o idealizando que con la suspensión de alguno de estos productos lograrán bajar de peso.

Bajar de peso es el resultado de una sumatoria de toma de decisiones que tiene que ver con elegir alimentos y cantidades saludables de ellos. No sólo es un entrenamiento en la cantidad, también en la forma, que tiene en cuenta el contexto de la persona. Es un proceso complejo que no se reduce a prohibir o combinar 1 o 2 alimentos.

Quien pueda hacer un tratamiento de este tipo, no va a sentir que está prisionero en una dieta. Si logra transitar el camino hasta recuperarse, es posible que llegue a comer menos, mejor y pueda disfrutarlo.

Parte 2
Cuerpo en movimiento

El movimiento: una necesidad

La asociación entre actividad física y buen estado de salud tiene antecedentes en la antigua cultura china, en el Ayurveda de la India y en las Grecia y Roma antiguas.[1] De hecho, aunque el famoso lema *Mens sana in corpore sano* del poeta latino Juvenal no se refirió originalmente a los beneficios de ejercitarse para mantener un buen nivel de salud integral, quedó inscrito en la cuna de los Juegos Olímpicos como un reconocimiento a la necesidad de realizar ejercicios para mantenerse saludable física y psíquicamente.[2] Pierre de Coubertin, fundador del Comité Olímpico Internacional, rescató y difundió la frase a finales de 1800 y terminó convirtiéndose en el lema oficial de los Juegos Olímpicos modernos.[3] Y en una ley universal del mundo deportivo.

Sin embargo, el mundo académico instaló la estricta asociación entre actividad física y salud en las últimas décadas, dando lugar a

---

1. Argentina. Ministerio de Salud. *Manual director de actividad física y salud: 2013* [Internet]. [el Ministerio, Buenos Aires, 2013] [citado 26 ago 2020]. Disponible en: http://www.msal.gob.ar/images/stories/bes/graficos/0000000074cnt-manual-actividad-fisica_2017.pdf.
2. Texas Heart Institute. *Ejercicio* [Internet]. el Instituto, Houston, Texas, [citado 26 ago 2020]. Disponible en: https://www.texasheart.org/heart-health/heart-information-center/topics/ejercicio/.
3. Young, D. «*Mens sana in corpore sano?* Body and mind in Ancient Greece». *Int J History Sport*. 2005; 22(1): 22-41.

múltiples estudios cuyos resultados sostienen la evidencia actual: niveles bajos de actividad física constituyen un riesgo para el desarrollo de numerosas patologías como *diabetes mellitus,* hipertensión, infartos cardíacos y ataques cerebrales; también se asocia con el exceso de peso y la obesidad, que, a su vez, son factores de riesgo de enfermedades crónicas.

De acuerdo con las recomendaciones de la Organización Mundial de la Salud, el tipo y la intensidad de la actividad física determina diferentes resultados de salud: al menos 30 minutos de actividad regular de intensidad moderada con una frecuencia casi diaria reducen el riesgo de enfermedades cardiovasculares y de diabetes, así como de los cánceres de colon y de mama. Un fortalecimiento de la musculatura y un adiestramiento para mantener el equilibrio permiten reducir las caídas y mejorar el estado funcional de las personas mayores.

Si el objetivo es controlar el peso, puede ser necesario un mayor nivel de actividad. Sin embargo, los efectos beneficiosos del ejercicio sobre trastornos relacionados con el sobrepeso y la obesidad están mediados por mecanismos que van más allá del efecto sobre la báscula. Por ejemplo, reduce la tensión arterial, mejora el nivel del colesterol de lipoproteínas de alta densidad (HDL o colesterol «bueno») y regulariza los valores de azúcar en sangre.[4]

Para decirlo en positivo: la actividad física es clave para desarrollar un buen estado de salud, mantener un peso adecuado, vivir más y mejor. Quienes deciden emprender una vida activa para controlar el sobrepeso cambian la distribución de la grasa corpo-

---

4. Organización Mundial de la Salud. *Estrategia mundial sobre régimen alimentario, actividad física y salud: informe de la Secretaría* [Internet]. Ginebra: OMS; 2004 abril 17 [citado 26 ago 2020]. Disponible en: https://apps.who.int/iris/bitstream/handle/10665/21211/A57_9-sp.pdf.

ral. Además, mejoran el estado de ánimo, reducen la ansiedad y los síntomas depresivos en caso de tenerlos.

En los adultos mayores, practicar ejercicio tiene un plus adicional: disminuye el riesgo de caídas, ayuda a mantener una vida más independiente y mejora el rendimiento cognitivo: diversos estudios científicos han demostrado que las personas activas, comparadas con las sedentarias, se desenvuelven mejor frente a diversos desafíos intelectuales.

Sabemos que la actividad física es un factor indispensable en el proceso de descenso de peso tanto como en el sostenimiento de los logros obtenidos. A tal punto que la actividad física se considera el primer vaticinador de éxito en los programas para bajar de peso. ¿Qué significa? Aunque está muy enraizado en el imaginario social que la variable de ajuste para bajar de peso es hacer dieta, esto no es así. Las personas que adhieren esta teoría quedan prisioneras en un círculo que no las conduce a alcanzar aquello que buscan.

Desde hace muchos años y a partir de un interesante trabajo de investigación multicéntrico realizado en Minnesota se pudo llegar a un planteamiento terapéutico diferente al que se venía realizando. Este estudio recabó información en programas integrales para el tratamiento de la obesidad y constató que el 20% de los participantes de estos diferentes programas mantenían el descenso logrado a modo de éxito terapéutico más allá de un año.

Lo interesante de este estudio fue que detalló que el común denominador de ese 20% era que habían adquirido el hábito de practicar actividad física.

Éste y otros estudios nos permitieron pensar un nuevo paradigma en el tratamiento del sobrepeso y la obesidad, basado en la construcción del hábito de la actividad física y no seguir insistiendo únicamente en qué y cuánto comemos, reforzando esta idea otros investigadores llegaron a la conclusión de que el pasaje de la adolescencia a la edad adulta en la población inglesa determinaba un aumento del peso solamente por la disminución de la actividad física, tanto en hombres como en mujeres.

El punto consiste en entender que para recuperarse de estos complejos problemas de salud que son el sobrepeso y la obesidad la variable de ajuste es la actividad física y no la dieta, más allá de que haya que respetar un plan alimentario.

Beneficios de la actividad física

Desde la evidencia científica y la experiencia directa en el campo de la actividad física saludable, está demostrado que la práctica periódica de ésta produce modificaciones integrales en la salud que potencian positivamente nuestra calidad de vida.

Los beneficios de la actividad física se pueden experimentar en el propio organismo a través de su práctica regular y sostenida en el tiempo.

Cuando se toma la decisión de romper con la «trampa del sedentarismo» e incorporar el movimiento a la vida, se inicia un ciclo de adaptación biológica del organismo, de reconocimiento del cuerpo y sus posibilidades de acción que durante la vida sedentaria se encontraban silentes, y un estado de satisfacción que influirá en el mundo interno del psiquismo y las emociones.

Con los primeros estímulos comienza a aparecer el cuerpo, se «hace presente», y se transforma en un cuerpo más fuerte, articulado, flexible, coordinado y equilibrado.

La masa ósea se fortalece previniendo la aparición de osteoporosis, los músculos aumentan su tamaño y fuerza, activando su metabolismo para una mayor utilización de lípidos (grasas), e incrementando su rendimiento.

Al realizar ejercicios que exigen rangos de movimientos articulares no habituales, los músculos se flexibilizan y las articulaciones aumentan su amplitud de movimiento y funcionalidad.

La conjunción de estos tres beneficios contribuyen a la disminución de dolores corporales ocasionados por la falta de movimiento, y al desarrollo de una postura corporal saludable, que beneficia el equilibrio y la coordinación, favorece la estabilidad, mejora la marcha y previene posibles caídas.

Esta disponibilidad corporal que se va adquiriendo, se desarrolla con el incremento progresivo de actividades aeróbicas que inciden favorablemente en el funcionamiento cardiovascular, al prevenir la aparición de enfermedades coronarias (ya que mejora la irrigación del miocardio) y enfermedades asociadas a la presión arterial al disminuirla. También mejoran la función respiratoria, al aumentar la capacidad pulmonar y disminuyendo o retrasando la aparición de fatiga.

Todo este proceso de bienestar y posibilidad de realizar distintas actividades aeróbicas y musculares permiten un cambio y una mayor eficiencia de la función metabólica que mejora la oxidación de lípidos, al disminuir la grasa corporal, los niveles de triglicéridos y colesterol, incrementa la tolerancia a la glucosa y la sensibilidad a la insulina previniendo la aparición de diabetes y obesidad.

Es indiscutible el registro de bienestar general que nos proporciona la actividad física pero ¿sabemos realmente a qué se debe?

La respuesta se encuentra en la liberación de dos importantes hormonas: adrenalina y endorfinas. Ambas se estimulan con el movimiento y su acción mejora el humor, reduce los niveles de estrés, la ansiedad, la depresión y los dolores musculares asociados a estas alteraciones.

Epidemia de sedentarismo

Consideramos al hábito de la actividad física el primer factor que predice la recuperación en el sobrepeso y la obesidad. Este concepto centra nuestra tarea en etapas tempranas de tratamiento, lo potencia y ayuda con el descenso de peso y el proceso de mantenimiento, una vez ya adquirido el hábito se transforma en una herramienta indispensable del sostenimiento de los logros adquiridos.

Sin embargo, a pesar de la intensa difusión de múltiples investigaciones científicas que continúan demostrando a través de los años que la actividad física mejora no sólo la calidad de vida si no la cantidad de años que vivimos, la mitad más uno de la población es sedentaria.

Tanto las personas delgadas como las obesas son sedentarias, casi en igual proporción, y esa tendencia a la inactividad va en aumento.

Hay diferentes conclusiones extraídas de multitud de encuestas sobre la práctica de actividad física y deporte:

- Existe suficiente evidencia sobre la efectividad de la actividad física en la prevención primaria y secundaria de muchas enfermedades. Su práctica regular disminuye la morbimortalidad (la presencia de una enfermedad y sus correspondientes tasas de mortalidad) mediante la reducción de la incidencia de enfermedades cardiovasculares, accidente cerebrovascular, enfermedad coronaria, hipertensión, enfermedad vascular renal, enfermedades metabólicas (diabetes, sobrepeso, obesidad), locomotoras (osteopenia, osteoporosis) y algunos cánceres como el de colon y mama. También disminuye el riesgo de depresión y caídas.
- El sedentarismo se encuentra entre los principales factores de riesgo de mortalidad a nivel mundial.

- Según un estudio de la Fundación España Activa, la inactividad física es la responsable del 13,4% de las muertes al año en España, llevándose por delante más de 52.000 vidas y tiene un coste sanitario de más de 1.500 millones de euros anuales.
- Los resultados de una encuesta de 2020 reflejan el auge que está teniendo el deporte en la población española, ya que un 59,6% de la población ha practicado deporte en el último año, sea de forma periódica o de forma ocasional. Esta cifra supone un crecimiento de 6,1 puntos con respecto a la anterior encuesta de 2015.
- Las conclusiones obtenidas revelan que un 45,3% de hombres y un 34,5% de mujeres practica deporte; además otro 15,5% de mujeres y 11,7% de hombres camina para hacer ejercicio.
- Respecto a los motivos de no práctica, la falta de tiempo, seguido muy de lejos por la pereza, la falta de gusto hacia la misma y el cansancio por el estudio o trabajo. El género y la edad modifican significativamente la expresión de interés y los motivos de abandono y no práctica físico-deportiva.

La paradoja del sedentarismo

En la actualidad está ampliamente difundida la asociación entre actividad física y salud (vivir más y mejor).

Cada día son más los médicos que recomiendan la práctica de actividad física y la información sobre los beneficios es ampliamente difundida. ¿Quién no sabe que el sedentarismo no está asociado exclusivamente al sobrepeso, y que hacer ejercicios mejora y previene la hipertensión arterial, la dislipemia, la glucemia, y mejora el estado de ánimo, el sistema articular y los órganos en general? Frank Forencich, un biólogo estadounidense y gurú del movimiento, advirtió con ironía: «antes de empezar un programa de inactividad física, consulte a su médico. La vida sedentaria atenta contra la salud».[5]

No nos podemos siquiera definir como saludables siendo sedentarios. Sin embargo, todo el caudal de información no provoca un estímulo sostenido que incremente el número de personas que camina, corre, nada, anda en bicicleta o va al gimnasio. De hecho, prescindimos fácilmente del movimiento en la organización diaria y no está entre las actividades socialmente valoradas e importantes.

Aparentemente la actividad física está siempre en riesgo de ser postergada por cosas cotidianas que parecen más importantes (ir al banco, al supermercado, etcétera). Por un lado, podríamos decir que es inherente al ser humano y que estamos hechos para movernos: tenemos brazos para trepar y piernas para caminar, correr y saltar. Sin embargo, el hombre fue desarrollándose hacia construcciones sociales sedentarias y el modernismo y la tecnología fueron acentuando esta tendencia.

A medida que dejamos de movernos, el cuerpo se vuelve «ausente» y tiene menos necesidad de movimiento. Pasan las semanas, los meses, los años… y el cuerpo no parece requerir de movimiento. Ni aparenta echarlo de menos.

Es poco habitual que las personas valoren y sostengan la actividad física a lo largo de toda la vida y como un fin en sí misma. Hay quienes practicaron en su juventud un deporte de manera muy intensa y, con el paso del tiempo, van dando prioridad a otras actividades cotidianas. Otros en tanto, lo abrazan circunstancialmente para lograr un objetivo en un momento determinado: por ejemplo, una competición deportiva, un «esfuerzo» para «gastar calorías» en planes de adelgazamiento «relámpago».

---

5. Forencich, F. *Exuberant animal: the power of health, play and joyful movement*, AuthorHouse, Bloomington, 2006.

Nosotros consideramos que el hábito de la actividad física es el primer vaticinador de recuperación y de mantenimiento de descenso de peso y debemos lograr construir este hábito.

La construcción del hábito y su mantenimiento puede desarmarse en cualquier momento y por diversos motivos. La página de información de la Sociedad de Angiografía e Intervencionismo Cardiovascular (SCAI) enumera las razones más frecuentes que se aducen para abandonar la actividad física: falta de tiempo, falta de dinero, inclemencias climáticas, sensación de intimidación frente al equipamiento o la condición física de los pares y aburrimiento.[6] Frente a cada una de estas barreras existen estrategias y alternativas para disiparlas.

Pero hay que estar atentos, porque muchas personas comienzan con un plan de ejercicios con mucho entusiasmo y esto no significa que hayan adquirido el hábito. En general este entusiasmo dura un tiempo y puede llegar a caer en el sedentarismo con la naturalidad de quien recupera su «zona de confort». Y la inactividad por largos períodos se convierte en el más común de los estados.

Aprendizaje corporal: el saber del cuerpo

Como suele ocurrir en otros campos de la prevención, el conocimiento sobre los beneficios de la actividad física, e incluso tomar consciencia de su importancia, no alcanzan para hacer de ella un

---

6. Society for Cardiovascular Angiography and Interventions (SCAI). *Seconds-Count. Most common reasons people stop exercising (and what you can do about them!)* [Internet]. SCAI, Washington DC, 30 dic 2014. Disponible en: HYPERLINK «http://www.secondscount.org/heart-resources/heart-resources-detail?cid=e6d0293d-311f-49d0-bd78-d4e745e4d6c4» \l «.X0apndwza5s» http://www.secondscount.org/heart-resources/heart-resources-detail?cid=e-6d0293d-311f-49d0-bd78-d4e745e4d6c4#.X0apndwza5s.

hábito. El hecho de conocer no genera una consciencia que lleve a la acción. El hábito del movimiento no se rige por las pautas de conocimiento ni la razón. Requiere de un proceso que pasa por el cuerpo. Es un saber corporal, producido por todas las experiencias motrices que lo irán desarrollando a través del registro de sensaciones vitales y de bienestar.

Este desarrollo desde el hacer, y no desde el pensar, nos garantiza la verdadera valoración de la actividad física. Todo este bagaje empírico apoyado y reforzado por expresiones corporales simples y repetidas durante el día, como estiramientos, respiraciones y caminatas cortas, harán que conectemos con sensaciones vitales que nos conducirán hacia un cuerpo actual y de disfrute.

Es una experiencia empírica desde el hacer que propicia la generación de sensaciones agradables que, con el paso del tiempo, empezarán a transformarse en necesidad cuando no haya movimiento. Es lo que llamamos «registro de ausencia».

Al principio, hay que animarse a romper este círculo vicioso del sedentarismo. «Hay que animarse», como nos sucede con innumerables actividades que inicialmente no parecen atractivas y nos terminan entusiasmado Aunque sea sin ganas, hay que comenzar, arrancar, salir, empezar. Porque la recompensa nos espera a la vuelta de la esquina: la aparición de esas sensaciones internas que hacen que se pueda construir el hábito a través de la conexión con el cuerpo.

El cuerpo inmóvil empieza a «desaparecer» y, en cambio, se registran variables como la vitalidad, la flexibilidad y la fortaleza, que repercuten positivamente en el estado anímico. Ya no se dejará el movimiento tan fácil porque se transforma en una necesidad. Un valor no negociable.

El hábito se construye. Y se reconstruye cada vez que es necesario hacerlo. Por eso proponemos que al principio hay que «animarse» a uno mismo, no esperar a tener ganas, ya que quien es sedentario no las experimenta. ¡Por algo no se mueve!

Hay que comenzar de manera muy progresiva y evitar grandes esfuerzos. Por poco que sea, siempre será productivo. No minimizar la actividad realizada. Poco al comienzo siempre será mejor que mucho. No buscar ideales, sino comenzar con un plan de mínimos y comprometerse con él. Si un día no se puede ir al gimnasio y completar la rutina, hacer 10 o 15 minutos de ejercicio: aunque sea durante un breve lapso, ese movimiento es suficiente para cambiar el registro y percepción de nuestro propio cuerpo.

También es crucial enfocarse en el mantenimiento. Como dijimos, la realización de la actividad física puede entrar en zona de riesgo por diferentes motivos, desde problemas personales hasta cuestiones climáticas. Y es aquí donde la rutina que se había alcanzado, se pierde y favorece el retorno al sedentarismo.

Una buena manera de dar el primer paso es la instauración de lo que llamamos «pausa activa»: una modalidad que se está usando en el ámbito laboral en muchos lugares del mundo y en la que los trabajadores de las empresas pueden dedicarle unos pocos minutos de su jornada laboral a realizar movimientos suaves y de baja intensidad. Hay estudios que muestran que las compañías que alientan esas prácticas, con distinto nivel de intensidad, también se benefician con menor absentismo y estrés de los empleados.[7]

No hace falta levantarse del escritorio y salir a correr alrededor del parque. Si después de dos horas de estar quietos le dedicamos dos o tres minutos a realizar algunos ejercicios leves de estiramiento, como desperezarnos, flexionar, rotar, extender o

---

7. Conn, V.S., Hafdahl, A.R., Cooper, P.S. *et al.* «Meta-analysis of workplace physical activity interventions». *Am J Prev Med.* 2009; 37(4): 330-339.

movilizar las articulaciones y la columna, rápidamente aparecen sensaciones de bienestar en relación al cuerpo. Retroalimentan el hábito de la actividad física y, como veremos más adelante, también son un excelente complemento para potenciar sus efectos.

Reiteramos el mismo planteamiento que en nuestro libro *Obesidad. Otra mirada*: el ejercicio físico sólo se puede sostener en el tiempo en la medida en que genera placer, y en consecuencia resulta motivador. Este placer obtenido disipa a su vez la percepción del ejercicio como algo pesado y aburrido y nos alienta a seguir haciéndolo.

Sin duda el término «placer» es muy amplio, y, en nuestro caso particular, se asocia al bienestar corporal que proporciona el ejercicio a través de sensaciones como ligereza, agilidad, potencia, fortaleza, alegría y vitalidad. Es un mito pensar que el ejercicio físico es un trabajo extenuante y displacentero. ¡Es todo lo contrario! Y si resulta agotador, será porque el objetivo está mal trazado y la exigencia está por encima de las posibilidades. Por eso, es fundamental comenzar de forma progresiva, sin prisa, permitiendo que el cuerpo se adapte. Poco a poco se irá progresando.

No hay otro secreto. Hay que tomar impulso para arrancar y luego, en el camino, advertir de manera gradual el disfrute de conectar con el cuerpo, su ritmo, la postura, la ubicación espacial, la respiración y el cúmulo de sensaciones placenteras que reforzarán el empeño. Nuestro modo activo de la gratificación.

Ponerse en acción

La Organización Mundial de la Salud recomienda a la población adulta realizar al menos 30 minutos de actividad física moderada, la mayoría de los días de la semana; mientras que para los niños y adolescentes el nivel recomendado es de 60 minutos diarios. La recomendación es que las personas se mantengan «suficientemente activas» durante toda la vida.

Es una buena medida. Sin embargo, según algunos autores, a los 30 minutos diarios de ejercicio habría que sumarle simples movimientos durante todo el día, que eviten a las personas permanecer largas horas sentados e inmóviles. Investigadores de la Universidad de Toronto analizaron los resultados de 47 estudios científicos y hallaron que realizar actividad física no contrarresta los efectos nocivos de estar quietos durante varias horas al día.

«En general, las personas pasan más de la mitad del día sentadas, mirando la televisión o trabajando delante de un ordenador», dijo David Alter, profesor de Medicina e investigador principal de la revisión científica publicada en la revista *Annals of Internal Medicine*.[8]

El estudio encontró que, a pesar de los beneficios saludables de la actividad física, por sí sola no alcanza para reducir el riesgo de enfermar en las personas que permanecen sentadas durante períodos prolongados. Alter sugirió algunas medidas capaces de contrarrestar, al menos parcialmente, el sedentarismo cotidiano: levantarse cada media hora, durante 2 o 3 minutos, haría que pasemos casi una hora menos al día sentados. O levantarse y hacer ejercicios durante la publicidad si estamos viendo la televisión. «No es suficiente con realizar 30 minutos diarios de ejercicios y permanecer inmóviles las restantes 23 horas y media», concluyó Alter.[9]

---

8. Biswas, A., Oh, Pl., Faulkner, G.E. *et al*. «Sedentary time and its association with risk for disease incidence, mortality, and hospitalization in adults: a systematic review and meta-analysis». *Ann Intern Med*. 2015; 162(2): 123-132.
9. University Health Network (UHN). «Sitting for long periods increases risk of disease and death, regardless of exercise» [Internet]. *ScienceDaily*. 19 enero 2015 [citado 26 ago 2020]. Disponible en: https://www.sciencedaily.com/releases/2015/01/150119171701.htm.

Pero ¿todo tipo de actividad física es útil para mejorar el estado de salud?

Se puede comenzar con una sencilla caminata. Caminar es una opción saludable para comenzar a ponerse en acción. Como ejercicio aeróbico mejora la circulación en todo el cuerpo. También incrementa la frecuencia cardíaca, disminuye la presión arterial, mejora los niveles sanguíneos de azúcar y de colesterol y ayuda a controlar el peso. Una caminata lenta puede quemar de 3 a 4 calorías por minuto, pero no importa su impacto sobre el balance energético. Su verdadero valor es la conexión que produce con el cuerpo.

¡Empecemos!

Lo ideal es alcanzar al menos 30 minutos de caminata diaria, comenzando poco a poco hasta alcanzar un ritmo rápido e intenso. En cada caminata se recomienda comenzar con unos minutos de calentamiento mediante la realización de movimientos suaves y lentos, aumentando progresivamente el ritmo hasta finalizar con un paso lo más rápido posible.[10]

En el caso de las personas obesas, sedentarias, o con exceso de peso, tienen que priorizar realizar las caminatas de manera suave y lenta, y gradualmente ir ajustando tiempo y velocidad.

---

10. «Caminar 30 minutos diarios protege el corazón» [Internet]. *CardioVida24*. CardioVida24, Buenos Aires: 21 abril 2016 [citado 26 ago 2020]. Disponible en: https://cardiovida24.com/salud/caminar-30-minutos-diarios-protege-al-corazon/.

LA ACTIVIDAD FÍSICA SE PODRÁ SOSTENER EN EL TIEMPO SÓLO SI ES PLACENTERA Y POSIBLE.

Para promover y mantener la salud, las recomendaciones internacionales actuales para los adultos sanos incluyen realizar actividad física aeróbica de intensidad moderada durante un mínimo de 30 minutos 5 días a la semana; pueden ser de forma continua o por tramos de 10 minutos. También se puede realizar actividad física aeróbica de intensidad vigorosa durante un mínimo de 20 minutos, 3 días a la semana, así sean continuos o en bloques de 10 minutos. Las investigaciones demuestran que repartir el ejercicio durante todo el día en períodos de 10 minutos es tan efectivo como hacerlo todo junto de una vez. Asimismo, se pueden combinar los niveles de actividad a lo largo del día.

Pensamos que cuanto más variadas sean las actividades mayores serán los beneficios. Los ejercicios que debemos realizar para sacar el mayor provecho de la actividad física son, básicamente, de tres tipos: los aeróbicos o cardiovasculares, los de fuerza y los de flexibilidad.[11]

Esta variedad permite diferentes experiencias motrices y enriquece la enorme gama de movimientos que se pueden realizar y, en consecuencia, es una vía de descubrimiento y reconocimiento del propio cuerpo.

---

11. Texas Heart Institute. *Op. Cit.*

Veamos a continuación en qué consiste cada uno:

Ejercicios de resistencia aeróbica

Estos ejercicios, también llamados cardiovasculares, son aquéllos que ejercitan los grandes grupos musculares, incrementan la frecuencia cardíaca y aceleran la respiración al aumentar el consumo de oxígeno. Esto se traduce en un claro beneficio sobre todo el organismo.

Respecto al exceso de peso, aceleran el consumo de grasas y disminuyen así la masa de tejido adiposo. Algunos trabajos aeróbicos son caminar a paso rápido, correr, andar en bicicleta, bailar, subir y bajar escaleras, nadar y remar.

¿Cómo encontrar una intensidad adecuada?

Hay que implementar una regla muy sencilla: si en la práctica de la actividad puedo conversar, cantar o silbar, podría aumentar la intensidad del ejercicio aeróbico. Si durante la práctica de mi ejercicio no puedo intercalar una sola palabra, mi intensidad es demasiado alta. Lo ideal para regular mi intensidad durante el ejercicio es poder intercalar frases cortas y completas.

Ejercicios de fortalecimiento muscular

Con el objetivo de fortalecer y desarrollar los músculos se recurre a mancuernas, cintas elásticas o máquinas. Y aunque según la creencia popular están contraindicados en personas con sobrepeso u obesidad, la evidencia y nuestra experiencia demuestran que a mayor masa muscular, mayor metabolismo energético (esto es, mayor capacidad de consumir calorías).

Un cuerpo excedido de peso exige a los músculos un esfuerzo extra para llevar a cabo las acciones. Si a la obesidad le añadimos una vida sedentaria, donde la tonificación de esos músculos se ha empobrecido por falta de ejercicio, y por tanto ha disminuido su fuerza, entonces el resultado es una merma en las capacidades físicas, y un alto riesgo de sufrir dolores, en especial de espalda, rodillas y caderas. Para alcanzar los mejores resultados, conviene realizarlos entre 2 y 3 veces por semana, y elegir aquéllos que activen las piernas, los brazos, el pecho, la espalda y el abdomen. Es importante realizar cada movimiento de forma lenta y controlada, sin contener la respiración durante los movimientos, exhalando al levantar el peso e inhalando al bajarlo.

Movilidad articular. Flexibilidad

Los ejercicios de elongación o estiramiento mejoran la movilidad articular, que es la capacidad de las articulaciones para alcanzar su rango máximo de movimiento. Un cuerpo elástico o flexible favorece la libertad de movimientos, y esa aptitud disminuye con los años. Como también aumenta el riesgo de caídas. Por eso se aconseja desde la infancia la práctica continua de ejercicios específicos de elongación al finalizar cualquier actividad deportiva, con el objetivo de preservar la función y prevenir la rigidez muscular y los dolores, la inestabilidad y las caídas. Algunos de ellos se practican en las clases de yoga o Pilates.

Es recomendable comenzar a realizarlos una vez que se hayan calentado los músculos y dedicar algunos ejercicios a cada grupo muscular; lentamente, manteniendo la posición durante por lo menos entre 20 y 30 segundos, y sin llegar a sentir dolor en ningún movimiento. La tensión y la elasticidad muscular son las dos maneras con que se ejercitan nuestros músculos, un músculo correctamente entrenado responderá eficazmente a los requerimientos de fuerza y elasticidad previniendo lesiones y caídas en la vida cotidiana.

Además, la elongación trabaja también con las articulaciones, y en términos generales produce beneficios múltiples. Además de ejercitar la elasticidad, hay que practicar la elongación al final de una clase. La relajación es una oportunidad inmejorable conectarse con el cuerpo.

Planificar la actividad física

Nosotros promovemos el trazado de un plan de actividad física personalizado, acorde a la posibilidad y necesidad de cada persona, sustentado en la conexión con el propio cuerpo y mediante el registro de las sensaciones que ofrece el movimiento.

La actividad física sobreexigida y llevada al extremo no produce beneficios y hacerla exclusivamente en función del descenso de peso, tarde o temprano, conduce a su abandono.

La propuesta, entonces, es la construcción del hábito de marcha progresiva sistemática y placentera, con objetivos que se adecuen a las posibilidades reales de cada persona. El cuerpo marca los límites y las posibilidades, es decir, debemos prestar atención a esas sensaciones que nos brinda.

Nosotros proponemos adecuar la actividad física a las posibilidades actuales de cada persona y analizar las que en un primer momento pueden parecer insignificantes (caminar una vuelta a la manzana, bajar una parada antes de nuestro destino). Jamás hay que minimizar una actividad (dos vueltas a la manzana al día, que equivalgan aproximadamente a 1 km, nos dará la suma anual de ¡365 km!).

La sobreexigencia ansiosa del comienzo rápido se convierte en motivo de abandono: al ver frustradas sus expectativas, la persona tiende a abandonar el tratamiento, desordena sus comidas y abandona definitivamente la actividad física. En cambio, un plan bien trazado con objetivos posibles facilita la incorporación del hábito y su continuidad. Sin perder de vista que es fundamental salvaguardar la sensación de bienestar y placer que proporciona la actividad física, respetando las características y limitaciones de cada uno.

Pensamos en la actividad física como parte de la vida, independientemente del sobrepeso y con valor en sí misma: una construcción sobre bases sólidas, sostenida en el registro de sensaciones. Para esto partimos de la conexión con el cuerpo. No relegamos la actividad física a la categoría de complemento, sino que le damos un lugar preponderante en la vida diaria y descubrimos su valor a partir de los resultados, que no son inmediatos y de corto plazo sino de mediano y largo plazo. Es decir que, en general, es preciso cambiar la actitud frente al ejercicio, especialmente quienes han tenido una vida sedentaria o tienen la sensación de cargar con un cuerpo pesado, que no los vincula con ninguna sensación placentera.

Y decimos que el hábito está instalado cuando se alcanza el reconocimiento corporal de la necesidad de ejercitarse, es decir, cuando el mismo cuerpo nos «pide» movimiento. Por eso reiteramos: cuando hay pocas ganas, *¡¡anímese!!* A medida que pasen los minutos, se conectará con su cuerpo y al finalizar se sentirá pleno y satisfecho de haberlo puesto en movimiento.

Beatriz Perrone, una paciente del programa «Bajando de peso», recuerda la «gran sorpresa» que implicó su cambio de actitud hacia la actividad física, a la que siempre consideraba una especie de tormento o trago amargo. «Pasé de hacer por obligación 20 minutos de elíptica a pasar horas en el club bailando, nadando y hasta jugando con mis hijos en la piscina», dice. Pero Beatriz descubrió ese placer «durante la marcha», y no antes de arrancar. Sólo que se dio el permiso de intentarlo.

Una consecuencia curiosa de la realización regular de ejercicio es que no sólo aumenta el gasto energético durante la práctica, sino también al finalizarla. En otras palabras, el gasto de energía durante el descanso se mantendría elevado, como si existiera una memoria del esfuerzo físico.

Cuándo y cómo empezar

La actividad física no es sólo un medio para bajar de peso: es un fin en sí misma. Siempre es un buen momento para encontrar una actividad que sea placentera, que no signifique un sacrificio sino una fuente de placer, y que se pueda sostener en el tiempo junto con una alimentación saludable, vías para alcanzar una buena calidad de vida.

Plan de actividad física

Pensar en salud incluye indefectiblemente la actividad física. El que pueda adquirir el hábito de la actividad física, tiene muchas más posibilidades de bajar de peso y sostenerlo, además de mejoras en los índices de salud y la prevención de las enfermedades prevalentes. Esto incluye a todas las personas de cualquier edad. La actividad física contribuye a la prolongación de la vida y a mejorar su calidad, a través de beneficios fisiológicos, psicológicos y sociales, que han sido avalados por investigaciones científicas.

Beneficios de la actividad física saludable:

- El primer VATICINADOR de recuperación en los trastornos de la alimentación (sobrepeso, obesidad) es lograr el HÁBITO de la actividad física.

- Reduce el riesgo de padecer: enfermedades cardiovasculares, tensión arterial alta, cáncer de colon y diabetes.
- Fortalece los huesos, aumentando la densidad ósea.
- Fortalece los músculos y mejora la capacidad para hacer esfuerzos sin fatiga.

Entonces, ¡a empezar!

En líneas generales:

Incorpore 30 minutos de actividad física a su día, ya sea en su jornada laboral o en sus ratos libres.

Camine, suba escaleras, no use el ascensor ni las escaleras mecánicas, baje algunas paradas antes cuando vaya en autobús, intente no utilizar el taxi, etc.

Actividad física:

1. Pensar/Programar/Registrar:

Debe pensar qué días y horas le convienen, cuántos días a la semana lo realizará, qué lugar es el más apropiado y si va a invitar a alguien para que lo acompañe en su actividad. Dedique todo el tiempo necesario para programar esta actividad que tiene que formar parte de su vida.

2. Para empezar:

Si hace un año o más que no realiza ninguna actividad:

Caminar 10 minutos y estirar otros 10 minutos.

Si ha mantenido algún tipo de actividad recientemente:

Caminar 20 minutos y estirar otros 10 minutos.

Este trabajo se debe mantener toda una semana.

3. Para incrementar la actividad:

Aumentar 5 minutos por semana, llegando a un tiempo óptimo de 45 minutos.

Ejemplo:
Si en la primera semana caminó sesiones de 10 minutos y se sintió bien, la próxima semana podrá caminar 15 minutos cada vez.

Si al aumentar el trabajo aparece alguna molestia o dolor, vuelva al entrenamiento de su semana anterior y sosténgalo durante una semana más, si continúa la molestia o si al incrementar nuevamente la actividad reaparece el dolor, consulte con su médico.

4. Para lograr mayor rendimiento:

Una vez alcanzado el tiempo óptimo de 45 minutos de trabajo continuo, comience a trabajar en velocidad.

Evaluando la distancia inicial recorrida en esos 45 minutos, imprima mayor velocidad a su paso y evalúe de semana en semana la modificación.

Ejemplo:
¿Cuántas manzanas podía recorrer en 45 minutos al comienzo y cuántas camina en ese mismo tiempo pasado 1 mes?

Recordatorio:
- Estire los principales grupos musculares utilizados durante el ejercicio: músculos de las piernas, la espalda, los brazos.
- Para cualquier edad y condición física, siempre habrá una actividad adecuada a sus posibilidades.

Indicaciones generales:

- Logre una buena hidratación.
  Tome agua antes, durante y después de realizar la actividad.
- Use ropa adecuada.
  Ropa cómoda, no ajustada, de algodón, acorde al clima.
- Use calzado apropiado.
  Se recomiendan zapatillas con cámara de aire o gel, que si bien son un poco más caras, brindan protección muy importante y previenen las lesiones.
- No use plásticos ni fajas de ningún tipo.
- Varíe su rutina, no se aburra, haga algún deporte durante el fin de semana y en momentos de recreo, prográmelos para usted y/o familiares y amigos (recuerde que la actividad física es necesaria para todos).
- Considere la posibilidad de hacerse miembro de un gimnasio, esto sin duda reforzará su adherencia a la actividad física.

El ejercicio y el plan alimentario

Pero el ejercicio no es sólo un valor por sí mismo y el principal vaticinador del descenso de peso, sino que también es un aliado insustituible de los planes de alimentación. Igual que para bailar el tango, se requieren los dos integrantes de la pareja. Las evidencias se acumulan. Una revisión bibliográfica realizada por investigadores australianos incluyó 43 estudios y 3.476 participantes y concluyó que la actividad física combinada con un plan alimentario es mejor estrategia para bajar de peso que la dieta sola. Incrementar la intensidad de los ejercicios también aumenta el descenso de kilos.[12]

En la misma línea, otro estudio que analizó los resultados de catorce investigaciones también concluyó que la suma de plan alimentario y ejercicio es más eficaz que la restricción calórica exclusiva para mejorar la salud cardiovascular, subir la fuerza muscular y perder grasa corporal. «Sumar ejercicios a la restricción calórica en adultos obesos produce cambios favorables en el estado físico y en la composición corporal», concluyeron los autores en un artículo publicado en la prestigiosa revista científica *Plos One*.[13]

Como explica la doctora Michele Olson, profesora de ciencias del ejercicio de la Universidad Auburn de Alabama, Estados Unidos, sin la actividad física, la mayor proporción del descenso de peso con dietas puede atribuirse a la pérdida de músculo y hueso, no de grasas.[14] Combinar el movimiento con un plan alimenta-

---

12. Shaw, K., Gennat, H., O'Rourke, P. *et al.* «Exercise for overweight or obesity». *Cochrane Database Syst Rev*. 2006; (4): CD003817.
13. Miller, CT., Fraser, S.F., Levinger I. *et al.* «The effects of exercise training in addition to energy restriction on functional capacities and body composition in obese adults during weight loss: a systematic review». *PLoS One*. 2013; 8(11): e81692.
14. Wexler, S.Z. «Exercise vs. diet: the truth about weight loss» [Internet]. *The Huffington Post*. 30 abril 2014, actualizado 6 dic 2017 [citado 26 ago 2020]. Disponible en: https://www.huffpost.com/entry/exercise-vs-diet-for-weight-loss_n_5207271.

rio produce disminución de tejido adiposo y aumento de la masa muscular. Y aumenta las posibilidades de que las personas sean capaces de sostener esa conquista.

La actividad física nos transforma

La actividad física es un derecho. No hay que vivirla como un medio o un sacrificio para bajar de peso. En todo caso, debemos saber que el hábito de la actividad física es primer vaticinador en la recuperación del sobrepeso y la obesidad. Más allá del gasto calórico que produce realizarla, el gran valor que entraña radica en la transformación y la valoración de nuestro cuerpo, que se va fortaleciendo a través del movimiento. Esto se traduce en otro vínculo con los alimentos y con un posicionamiento saludable en general.

La indicación de actividad física es exactamente la misma para un paciente con o sin sobrepeso. Es un fin en sí mismo y el salvoconducto para una vida mejor. Gabriel Baggio, un paciente del programa, explica el proceso y los «trucos» que le permitieron incorporar y mantener el nuevo hábito: «Encarar la actividad física con alegría. Dejarme sentir que realmente me da placer mover el cuerpo. Registrar el bienestar producido durante y después de nadar. Aceptar que me gusta hacerlo. Desplazar el concepto de actividad física por obligación hacia un lugar en el que se haga necesario moverse.

También saber que el día que no tengo ganas puedo apelar a "la razón" y recordar al profesor de educación física diciendo "me animo" mientras se agarraba el hombro de la camiseta y se la estiraba con la mano. Tomarlo todo con humor. Registrar que el mundo contemporáneo está dedicado a vender lo que no necesitamos. Buscar formas de sortear esos sobreestímulos.

Una vez relaté en el grupo lo "fácil" que me resultaba comer mi plato de verdura, sabiendo que luego me esperaba la recompensa de comer mi plato de fideos. Y Elena me respondió: "para usted, comer pasta no es una recompensa, es un derecho". Me causó mucha gracia la expresión, sin embargo, hasta el día de hoy me acompaña. Saber que puedo comer todas las comidas y no hay un "de esto nunca más hasta el fin de mis días" es muy reconfortante».

Y concluye Gabriel: «Cada vez que me enfrento a una escalera mecánica, me viene el recuerdo de la elección. Elegir subir motorizado o moviendo el cuerpo. No siempre elijo la opción más saludable, pero esos flashes que me vienen de la época del tratamiento me permiten repensar las elecciones. Y hacen que sea más fácil estar alerta, o seguir eligiendo las opciones que me convienen y me gustan».

5

Tratamiento

«Bajando de peso»

Tal como hemos sostenido y analizado a lo largo de todo el libro, la obesidad es una enfermedad multifactorial y compleja, atravesada por factores filosóficos, antropológicos, políticos, económicos y culturales. Alcanzar un peso corporal saludable y sostenerlo en el tiempo es una tarea difícil que se debe abordar teniendo en cuenta todos estos aspectos individuales y socioculturales, mediante un abordaje interdisciplinario.

Desde 1994, el programa «Bajando de peso» propone un trabajo multi e interdisciplinario para ayudar a las personas con sobrepeso u obesidad a incorporar progresivamente cambios en su estilo de vida, que les permiten bajar de peso y sostenerlo en el tiempo. En todos estos años hemos acompañado a numerosos pacientes en el sinuoso camino hasta alcanzar un peso saludable.

El equipo interdisciplinario está integrado por profesionales de distintas áreas relacionadas con la salud: médicos de familia, nutricionistas, psicólogos sociales y profesores de educación física. El plan alimentario y el plan de actividad física constituyen los pilares del programa, que se realiza desde el trabajo terapéutico grupal, y se estructura en tres etapas consecutivas, cuya duración depende de la evolución del proceso de tratamiento en cada paciente: taller inicial, grupo de tratamiento y grupo de mantenimiento.

1. Taller inicial

Consiste en cuatro encuentros, en los cuales se analizan las características de la actual epidemia de obesidad, las causas culturales, sociales, económicas, familiares y metabólicas hereditarias que han conducido a esta situación y las dificultades que implica cotidianamente enfrentarlas. También se describen las generalidades del *plan de alimentación* y del *plan de actividad física*, que cada paciente irá incorporando progresivamente a su vida. Consideramos que la información es necesaria para desterrar muchos mitos que aún hoy se difunden para bajar de peso. Seguimos asistiendo a las múltiples recomendaciones enmarcadas en las llamadas dietas mágicas y clases extenuantes de actividad física para quemar calorías que generan hábitos aberrantes cada vez más alejados de la salud.

Sostenemos que la obesidad no es una enfermedad de la voluntad o de la gula y que la «batalla» que el paciente siente que tiene que librar está emparentada con enfrentrar ese contexto y no con la dieta estricta que muchos le recomiendan que tiene que hacer.

El «enemigo» no es su propia voluntad sino su contexto. Ante esto buscamos posicionar al paciente en otro lugar, que su desafío sea posible y que desde ahí comience a sentir realizable aquello que veía como imposible, lo cual lo coloca en un proceso de cambio.

2. Grupos de tratamiento

La coordinación de los grupos de tratamiento está a cargo de psicólogos sociales. En cada encuentro los grupos constituyen un dispositivo terapéutico que permite trabajar grupalmente las dificultades y potencialidades de cada integrante, y elaborar las estrategias para resolver los obstáculos que van surgiendo a lo largo del tratamiento.

Al trabajo grupal se suma uno de los ejes, que es la alimentación. Una nutricionista asiste a cada grupo una vez al mes para acompañar a cada participante en la elaboración de un plan personalizado que tiene en cuenta las necesidades de cada uno y su posterior seguimiento.

Las nutricionistas informan acerca de los fundamentos de una nutrición saludable, elaboran la propuesta de los menús y los platos posibles dentro del concepto del plan alimentario, y colaboran con el área conductual para acompañar el abordaje de sus dificultades.

Trabajamos en la construcción de hábitos alimentarios saludables que, además de favorecer el descenso de peso, modifiquen conductas promotoras de obesidad y contribuyan a sostener los logros obtenidos. La creación de un nuevo hábito alimentario contribuye al descenso de peso y será un buen factor para mantenerlo.

Muchas dudas se presentan en esta etapa. Muchos mitos y leyendas circulantes acerca de dietas y productos mágicos que son desactivados en el espacio grupal.

No hay alimentos «permitidos» ni hay alimentos prohibidos. Cada alimento proporciona diferentes tipos de nutrientes y juega de distinta forma en el balance de una buena alimentación. El desafío está en lograr un buen equilibrio en ese balance.

Tampoco hay «retos» porque el paciente no haya seguido alguna recomendación, porque el médico o profesional no es el director del tratamiento sino el acompañante para que sea la persona quien lo lleve adelante.

En «Bajando de peso» promovemos el protagonismo activo, estimulamos a cada uno a contar con sus propias herramientas, con la contención y el acompañamiento de los profesionales y en el marco del trabajo grupal.

En las reuniones grupales acompañamos a los integrantes del grupo en el dificultoso trabajo de cambiar de hábitos alimentarios, pero sabemos que el motor lo enciende quien se siente protagonista de sus cambios. Y lo valoramos siempre como un logro personal.

La voluntad es necesaria para iniciar un cambio de hábitos de vida; pero no es suficiente para sostenerlo en el tiempo. La flexibilidad es fundamental para el éxito a largo plazo. Avanzar poco a poco, conocer los límites propios, focalizar los objetivos en función de lo posible y no de lo «soñable». Se trata de una modificación de rutinas y hábitos que atiende a la calidad, a la variedad y a la cantidad de las comidas diarias. Se requiere tiempo para asimilar los cambios. La flexibilidad permite transitar el proceso de aprendizaje disminuyendo el monto de ansiedad, mientras que la rigidez presenta un obstáculo en el proceso de cambio.

El otro eje del tratamiento es la incorporación del hábito de la actividad física. Para lograrlo, un profesor de educación física asiste en esta tarea a cada grupo. Es por eso que llevamos a cada grupo de tratamiento la presencia activa del profesor para elaborar un plan de actividad física junto a cada paciente.

Al igual que el trabajo que hace la nutricionista con la alimentación, él hace un análisis de la actividad física que realiza cada uno. Comprobamos que la presencia del profesor es esperada, escuchada y respetada.

Además, a través de «Bajando de peso» ofrecemos clases de actividad física en gimnasios propios, a cargo de profesores de educación física especializados en el trabajo con personas con sobrepeso y obesidad. Se ofrece una diversidad de clases (posturales, aeróbicas, *stretching*, yoga, chi kung, baile, caminatas) que cada paciente elegirá según sus necesidades y preferencias.

Alentamos fuertemente que asistan entre 2 y 3 veces por semana.

Cada uno debe encontrar la manera más adecuada y placentera de ponerse en movimiento.

Este amplio abanico de ejercicios físicos proporciona diferentes experiencias motrices y enriquece la infinita posibilidad de movimientos y aportará un mayor conocimiento de sí mismo.

En las clases se trabajan la fuerza, la resistencia aeróbica y la flexibilidad. La idea es proponer actividades recreativas que cumplan con la actividad física que el cuerpo necesita.

Estas variadas clases de actividad física facilitan nuevos víncu-
los. La contención entre los miembros del grupo que comparten
esa actividad, incluso sin la presencia del coordinador, contribuye a la autoestima y los estimula a continuar con la actividad. El
seguimiento en el tratamiento es semanal y personalizado, aun
dándose en un contexto grupal.

Se analizan los registros que cada participante fue realizando
sobre su peso, sus ingestas y su actividad física. Estos registros
escritos contienen valiosa información y son una herramienta
insustituible para que cada paciente confronte consigo mismo.
Además dan al coordinador y a los profesionales de cada área una
información clara que indica por dónde seguir en el proceso de
cambio para llegar al objetivo propuesto.

El tiempo que cada paciente necesita permanecer en el grupo
de tratamiento hasta llegar al objetivo es estrictamente personal.
Una vez logrado el peso posible y haberlo sostenido un tiempo,
el paciente puede pasar a la etapa siguiente: el grupo de mantenimiento.

3. Grupo de reflexión multifamiliar

Partiendo de la convicción de que el sobrepeso y la obesidad están
atravesados por múltiples determinantes socioculturales y familiares, se incorporó más recientemente al programa una nueva
instancia que atraviesa todos los espacios del tratamiento. Se trata
de un grupo de reflexión multifamiliar que convoca a los pacientes de todos los espacios de «Bajando de peso» y «Bambini», a sus
familiares y su entorno.

Este grupo de reflexión es co-coordinado por un equipo con-
formado por una médica de familia, una psicóloga especializada
en «multifamilia» y tres psicólogos sociales de «Bajando de peso».

La función del grupo en el tratamiento

Los grupos terapéuticos coordinados por psicólogos sociales trabajan sobre las dificultades y potencialidades de cada integrante, así como en la elaboración de estrategias para resolver los obstáculos que surjan durante el tratamiento.

Buscan impulsar y consolidar nuevos hábitos de conducta, pero en un ámbito colectivo que promueve fuertes sentimientos de comprensión y contención. Durante cada encuentro se busca trabajar las experiencias de la semana vinculadas a la adhesión al tratamiento, las dificultades, los logros, las dudas y los posibles conflictos que pudieran surgir. Durante la tarea grupal, los otros se convierten en «espejo de mí mismo, pero en un espejo activo, que me mira desde un lado desde el que yo no me veo».

En «Bajando de peso» hacemos especial hincapié en la tarea grupal, pues la experiencia ha demostrado que el grupo es el lugar más indicado para trabajar las dificultades y consolidar los logros. La propia historia resuena en la de otros.

Uno de nuestros pacientes, Claudio Ávila, lo sintetiza así: «Los grupos no son "señoras mayores" contando problemas ante gurúes, sino un grupo de personas que tenemos dificultades similares ante los mismos temas y nos apoyamos mutuamente, guiados por profesionales que saben dar la contención necesaria».

Otra de nuestras pacientes, Marcela, define de este modo lo que ella denominó «el acoso de la soledad»: «Solos frente al espejo, solos en el probador, solos en la báscula, solos en el consultorio, solos para inventarnos excusas que justifiquen ese aumento que sigue o ese descenso que no se logra. Solos para disfrazarnos de negro, de ropa holgada o para ser simpáticos y decir ante la evidencia: "me gusta comer y a esta edad por una vez en la vida quiero hacer lo que me gusta". En fin, solos para ver cómo nos arreglamos para pasar desapercibidos cuando estamos en compañía».

Marcela sostiene que los grupos terapéuticos son claves en el éxito del programa porque «nos saca de la soledad vergonzosa de la gordura». «El grupo nos contemporiza con realidades idénticas a la nuestra, con personas que sufren los mismos desalientos, que tienen las mismas dificultades. Y así, de golpe, ese espejo que nos reflejaba solos y desestimados se puebla de las mismas situaciones, de las mismas imposibilidades, pero sufridas por personas con las que la identificación no multiplica el rechazo, sino que nos hacen aceptarnos y aceptar nuestra realidad.»

Una de las tareas de los grupos consiste en desandar viejos hábitos instalados para construir nuevos. Proponemos el enfoque grupal del tratamiento desde las semejanzas y diferencias entre los integrantes. Los grupos son heterogéneos, ya que están compuestos por personas de diferente edad, nivel sociocultural y socioeconómico, sexo y grado de obesidad. De esta forma se pueden confrontar múltiples miradas y propuestas ante una misma situación, lo que enriquece a todos y cada uno de los integrantes.

En el trabajo grupal se plantea que los integrantes sean *protagonistas activos* del proceso de recuperación; que desarrollen y se apropien de las herramientas necesarias para visualizar, analizar y enfrentar sus contradicciones internas y con el medio; y que desarrollen una adaptación activa a la realidad que les posibilite una acción transformadora de sí mismos y de su entorno.

En definitiva, aspiramos a que el integrante del grupo comprenda la importancia de su propio accionar dentro del tratamiento. Que deje de ser un receptor de estrategias preestablecidas, para pasar a ser copartícipe del diseño de su propia recuperación y decidir sus propias metas, sus tiempos, sus estrategias, su propia organización. De la misma forma tiene que reconocer sus propios límites, aprender a tolerar sus transgresiones y buscar las estrategias que considere más apropiadas para las situaciones de riesgo que se le presenten. Usando una analogía, pretendemos que sea el sastre de su propio traje a medida.

Otro factor de peso, el entorno

La familia, la pareja, los hijos, los amigos y el lugar de trabajo tienen una marcada incidencia en la evolución del tratamiento e integran un ecosistema que puede habilitar o en su defecto interferir en los procesos de cambio que necesita incorporar el paciente.

Todo proceso de cambio es difícil. Es por eso que requiere un entorno favorable que comprenda, participe activamente y facilite estos cambios. En el caso puntual de la familia es necesario que estos cambios se generen en el núcleo familiar. Tenemos múltiples ejemplos cuyas familias participaron activamente. Pudimos ver cuán difícil es esa participación.

Un reciente estudio de la Universidad de Massachusetts y la Escuela de Salud Pública de Harvard sobre 633 adultos confirmó que el apoyo de la familia, de los compañeros de trabajo y de los amigos a los cambios del estilo de vida es un vaticinador del descenso de peso a los dos años. En cambio, cuando la familia «boicotea» o no acompaña el tratamiento, aumenta el riesgo de subir de peso al cabo de ese período.[1]

Por esto, en «Bajando de peso» convocamos a familiares y amigos a distintas actividades, como los talleres de alimentación o actividades al aire libre. Buscamos preservar el entorno terapéutico

---

1. Wang, M.L., Pbert, L., Lemon, S.C. «The influence of family, friend, and coworker social support and social undermining on weight gain prevention among others». *Obesity* (Silver Spring). 2014; 22(9): 1973-1980.

del paciente en los grupos de tratamiento, pero haciendo intervenir al entorno familiar y social de nuestros pacientes para lograr una mejor adhesión y respuesta terapéutica.

Una de nuestras pacientes, Beatriz Perrone, evoca el impacto que puede tener el programa de reducción de peso sobre el entorno familiar. Cuenta que aquellas veces que había logrado bajar había sido con dietas que prohibían determinados alimentos que su esposo y dos varones de 10 y 17 años seguían consumiendo, lo cual la enojaba y la ponía de mal humor. «Todos esperaban a que mamá terminara cuanto antes con la idea de estar delgada», recuerda.

Desde que comenzó el plan de «Bajando de peso», en cambio, todos comen lo mismo. «Lo novedoso era que ya no me iba a pelear con los carbohidratos y que iba a amigar a los tres hombres de la casa con las verduras, las tartas con masa *light* y las galletitas de bajo contenido en grasas, cambios que acompañaron mi proceso. Se terminó la comida de ellos contra la mía y me amigué con ellos a la hora de comer. Y ellos también, sin tener problemas con la comida, se estabilizaron en un peso saludable», destaca Beatriz, quien también enfatiza que pasó de hacer 20 minutos de elíptica «por obligación» a ir al gimnasio y disfrutar de otras actividades.

¿Medicamentos para adelgazar?

Tal como lo comentamos en nuestro libro anterior y a lo largo de este, para el equipo de «Bajando de peso» no existen fórmulas universales para bajar de peso y mucho menos alternativas que se promocionan como rápidas y casi mágicas. El mercado ofrece numerosas opciones que consideramos, gracias a nuestra extensa experiencia, como fórmulas arriesgadas.

Para describir el mundo de las medicaciones asociadas con el descenso de peso, vamos a relatar un caso que provocó gran revuelo décadas atrás. Se trata de la historia de Susanna McBee, una joven reportera de la revista *LIFE*, que en 1968 registraba 56 kilos en la báscula y una altura de 1,65 m. Nunca nadie la había llamado «gorda». Pero ese año, haciéndose pasar por una simple paciente, McBee visitó durante seis semanas diez clínicas especializadas en obesidad a lo largo y ancho de Estados Unidos.

En todos los casos, dijo que quería adelgazar. Para su sorpresa, no la rechazaron. Por el contrario: los sucesivos médicos, después de un breve examen, le indicaron un cóctel multicolor que terminó sumando ¡1.479! pastillas para controlar los supuestos «kilos de más». O «prevenir» aquéllos que podrían acumularse en el futuro.

Aunque los profesionales que atendieron a la periodista se mostraron evasivos a la hora de precisar la identidad de los ingredientes de la medicación, que, además, ellos mismos se encargaban de vender, un posterior análisis químico reveló la inquietante composición de las pastillas: anfetaminas, hormonas sexuales, extractos tiroideos, diuréticos, laxantes, barbitúricos y estimulantes cardíacos. Esto es: drogas destinadas a quitar el apetito, acelerar el metabolismo, expulsar los excesos de líquidos o favorecer la evacuación, acompañadas de otras que podrían contrarrestar los efectos adversos de los primeros.

Según los expertos académicos consultados por McBee, esa mezcla no sólo no resultaba efectiva a largo plazo sino que también podía ocasionar severas complicaciones de salud o incluso la muerte.[2] Es notable que nadie lo hubiera advertido antes.

---

2. McBee, S. «The dangerous diet pills». *Life*. 1968 26 Ene; (64): 22-29 y «A legal blow at the diet pill business». *Life*. 1968 27 Sept; (64): 86a.7.

La publicación de la nota en portada causó gran impacto. Y contribuyó a que se ajustaran las normas regulatorias y a que esa práctica cayera en descrédito en Estados Unidos durante la década de 1970, aunque el mismo enfoque (con variantes) revivió y prosperó en países de América Latina y Europa durante las siguientes dos décadas.

En Argentina, fórmulas de esa naturaleza se conocieron como «preparados homeopáticos» (que de homeopáticos no tienen nada) y a menudo escuchamos que nuestros pacientes declaran haberlas probado en el pasado aunque los resultados siempre fueron efímeros. En cambio, la mayoría experimentó sus efectos adversos, como irritabilidad, insomnio, excitación y palpitaciones.

Como han señalado expertos en salud pública, la larga historia de estas arriesgadas píldoras dietéticas y otras «recetas mágicas» que sólo adelgazan los bolsillos, sirve para poner de manifiesto, entre otros factores, tres tipos de voluntades: la de algunos profesionales para obviar aquello que aprendieron sobre la seguridad de los tratamientos farmacológicos; la de algunos fabricantes para capitalizar, a cualquier coste, el deseo público de bajar de peso; y la de muchos pacientes de abrazarse a cualquier fórmula que ofrezca esperanza en la dura lucha contra la obesidad.[3]

La experiencia reciente con otros medicamentos modernos que presumían ser seguros y medianamente efectivos para lidiar con el exceso de peso nos hace extremar el grado de alerta.

En 1999, varios países aprobaron una droga, sibutramina, que fue promocionada por su acción sobre el centro cerebral de la saciedad y se indicaba para tratar durante un máximo de dos años a pacientes con un IMC mayor de 30 o mayor de 27 y complicaciones

---

3. Cohen, P.A., Goday, A., Swann, J.P. «The return of rainbow diet pills». *Am J Public Health*. 2012; 102(9): 1676-1686.

concurrentes, como diabetes o colesterol y triglicéridos altos. Sin embargo, una década más tarde, tuvo que ser retirada del mercado porque quienes la tomaban aumentaban su predisposición a problemas cardíacos graves.

Algo similar ocurrió con otra droga, rimonabant, que se presentó en 2006 como una alternativa eficaz para bajar de peso, disminuir el contorno de la cintura, bajar la presión arterial y mejorar los niveles de colesterol, triglicéridos y glucosa en sangre. Una verdadera herramienta multifuncional. En los pacientes con diabetes, en particular, se decía que al año permitía bajar un promedio de 7 kilos.

En 2008, la agencia regulatoria de la Unión Europea (EMEA) dispuso que se dejara de comercializar por el riesgo de desencadenar alteraciones psiquiátricas graves, como ideas suicidas, ansiedad y ataques de pánico. El exigente organismo que controla los medicamentos en Estados Unidos, la FDA, directamente rechazó su aprobación.

Los profesionales que trabajamos de manera seria debemos ser cautos a la hora de evaluar las novedades terapéuticas. Los ensayos clínicos en condiciones controladas no siempre son capaces de anticipar complicaciones que luego se verifican en el mundo real.

En ocasiones, los inconvenientes asociados a la ingestión de un medicamento corren el riesgo de ser considerados «menores», pero pueden afectar tanto a la vida cotidiana que terminan siendo motivo de abandono. Es el caso del Orlistat, un fármaco comercializado desde finales de la década de 1990 y que evita que un tercio de las grasas de los alimentos consumidos se absorban en los intestinos, eliminándose del cuerpo en las heces. Los efectos sobre el peso son moderados.

Una revisión reciente de 16 ensayos clínicos publicados constató una reducción promedio adicional de apenas 2,6 kilos (respecto del placebo) al cabo de un año.[4] Sin embargo, al mes de tratamiento, hasta 9 de cada 10 pacientes reportan sufrir alteraciones digestivas incómodas, como flatulencias con descarga fecal, urgencia por defecar o heces aceitosas, trastornos que afectan a su vida cotidiana.

Cabe indicar que en los más de 20 años que llevamos trabajando en «Bajando de peso» jamás hemos indicado ninguna medicación.

Una limitación añadida es que todavía no existen estudios que evalúen el efecto de las intervenciones medicamentosas a largo plazo. Y la experiencia nos enseña que no basta con medir el impacto de un tratamiento al cabo de un año: hay que conocer qué ocurre después de 3, 5 o 10 años.

Cirugía bariátrica

Otro capítulo en el tratamiento de la obesidad lo ocupan las cirugías de reducción gástrica, llamadas «bariátricas», que pueden significar una alternativa para pacientes con obesidad extrema, esto es, aquéllos con un IMC superior a 40, o para quienes tengan un IMC de más de 35 y la presencia de diabetes, hipertensión severa, apneas del sueño u otras afecciones o factores de riesgo coexistentes (comorbilidades). En todos los casos, los pacientes que se someten a estas cirugías no prescinden de la adopción sostenida de los cambios de hábitos que preconizamos en «Bajando de peso».

El doctor Axel Beskow, jefe de cirugía bariátrica del Hospital Italiano, resume así las características de esta cirugía, sus resultados y limitaciones:

---

4. Khera, R., Murad, M.H., Chandar, A.K. et al. «Association of Pharmacological Treatments for Obesity With Weight Loss and Adverse Events. A Systematic Review and Meta-analysis». JAMA. 2016; 315(22): 2424-2434. doi:10.1001/jama.2016.7602.

- Se requiere que la obesidad extrema tenga al menos 5 años de evolución.
- Los pacientes también deben presentar estabilidad psiquiátrica y compromiso con el plan de mantenimiento posterior.
- Quienes consultan, por lo general, llegan después de largos años o incluso décadas de esfuerzos infructuosos para bajar de peso a través de planes alimentarios, ejercicios, medicamentos y tratamientos de eficacia dudosa.
- El objetivo de la intervención es que el paciente baje al menos un 50% del exceso de peso y lo mantenga de por vida. Por ejemplo: si pesa 180 kilos y su peso ideal fuera 100, la expectativa es que baje 40 kilos y no los recupere.
- Hoy se indican, sobre todo, dos tipos de cirugías bariátricas: la de *bypass* gástrico y la de manga gástrica. La de la banda elástica ajustable prácticamente se abandonó.
- Ambas técnicas son restrictivas, esto es, reducen el tamaño del estómago favoreciendo la saciedad más precoz. El efecto no sólo se explica por la reducción del espacio disponible para procesar los alimentos (lo que hace que se llene más rápido), sino que la intervención también impacta sobre los niveles de ciertas hormonas digestivas que regulan el apetito, como la grelina, la GLP-1 y la PYY.
- La cirugía de manga gástrica consiste en el corte vertical y extirpación de un 80% del estómago, dejando un tubo por el cual pasa la comida al intestino.
  Es una técnica quirúrgica un poco más sencilla y, eventualmente, puede transformarse en un *bypass* gástrico si los resultados no son los esperados, o si aparecen efectos adversos molestos que no pueden manejarse de otra forma, como el reflujo.
- El *bypass* gástrico consiste en la formación de un pequeño reservorio o bolsita, de apenas 20 a 40 cm^3, que luego se conecta

con el yeyuno o porción intermedia del intestino delgado. El resto del estómago no se extirpa, pero queda separado de la bolsa gástrica.

- La decisión de optar por una u otra técnica depende de las características del paciente. Por ejemplo, el *bypass* gástrico es más eficaz en los casos de obesidad extrema severa (IMC ≥ 50) y ligeramente superior desde el punto de vista metabólico, lo que significa que resulta más efectivo para controlar la glucemia en pacientes con diabetes que la manga gástrica. Como contrapartida, tiene mayor impacto nutricional y obliga a la suplementación de por vida con vitaminas y minerales.

- Ambas técnicas también tienen sus efectos secundarios específicos. Hasta el 30% de los pacientes que se hacen la manga tienen reflujo gastroesofágico. Un 10% de los que se someten al *bypass* gástrico sufren de trastornos digestivos, en especial, diarrea. Y un 15% experimenta episodios pasajeros de hipoglucemia (con sudoración, temblor, debilidad) después de la ingesta de alimentos, por lo general, a partir del segundo o tercer año.

- Durante los primeros dos meses, de forma gradual, los pacientes operados pueden ir incorporando papillas y alimentos picados a su dieta. Después, ya pueden ingerir alimentos sólidos sin procesar, aunque en porciones pequeñas y masticando bien.

- La cirugía tiene gran efecto en los primeros 2 años, pero con el paso del tiempo se recupera un poco el apetito. El promedio de exceso de peso perdido es de un 80% en el primer año, un 85% en el segundo y, en el tercero, esa cifra ya desciende al 70-75%. Por eso es importante incorporar nuevos hábitos conductuales, como un plan alimentario y la actividad física, para sostener los resultados alcanzados.

En resumidas cuentas, las cirugías bariátricas tienen indicaciones precisas y buenos resultados.[5] Pero no son una solución mágica. El éxito del procedimiento depende críticamente de que los pacientes, una vez operados, acompañen el efecto del bisturí con cambios en el estilo de vida, por lo cual consideramos que programas como «Bajando de peso» resultan ser un excelente complemento para esta intervención.

El éxito terapéutico se llama «recuperación»

Como síntesis, concluimos que alcanzar un peso corporal saludable y mantenerlo es un proceso largo, costoso y con altibajos, que se prolonga durante toda la vida. No se trata de una enfermedad que se cura como se cura una neumonía. El éxito terapéutico tiene un nombre distinto: recuperación.

La recuperación es el objetivo sobre el cual trabaja cada persona y todo el equipo. Según la Real Academia Española, una de las acepciones del vocablo es la acción y efecto de volver a un estado de normalidad después de haber pasado por una situación difícil. Pero cada persona debe descubrir qué significa la palabra «recuperación» para sí misma. Eso es fundamental para el trazado general de objetivos: recuperar un peso saludable, recuperar la decisión sobre la comida, recuperar el movimiento, recuperar el cuerpo.

La obesidad es una enfermedad multifactorial, por lo tanto las relaciones que se establezcan con la comida son sumamente complejas. Solamente desde el protagonismo activo se puede sentir que es posible la recuperación. Nadie se recupera con tres meses de tra-

---

5. Beskow, A. «Abordaje quirúrgico de la obesidad». *Evid Actual Pract Ambul.* 2010; 13(1): 29-31.

tamiento aunque haya bajado 10 kilos. La idea no es bajar kilos, sino modificar e incorporar nuevos hábitos saludables para que el descenso se produzca.

El descenso de peso es el objetivo concreto más visible. Se suele preguntar *¿cuánto?*: *¿cuántos kilos debo bajar?* o *¿cuántos kilos quiero bajar? ¿Cuánto tiempo me va a llevar?*

Las personas llegan a «Bajando de peso» con estas necesidades de soluciones cuantitativas. De alguna forma es comprensible que si el problema es el exceso de peso, entonces la solución esté en «quitarlo», y esto se interpreta comúnmente desde la cantidad: más-menos. Es posible responder: un objetivo primario del tratamiento podría ser la reducción del 5% del peso inicial o un punto del IMC después de más de un año. Sabemos que una pérdida de peso significativa reduce la incidencia de eventos cardiovasculares, aumenta la expectativa de vida y (un efecto no menor) mejora el estado de ánimo.

Sin embargo, habría que replantear la centralidad de los números. En primer lugar, el descenso de peso es una consecuencia y no un objetivo inmediato, pues el objetivo será recuperarse para una vida saludable. El trabajo irá en dirección hacia el cambio de hábitos en la alimentación y en la actividad física.

Ver el descenso de peso como una consecuencia y no como un objetivo inmediato, no es solamente un enunciado: forma parte de la filosofía de «Bajando de peso» y tiene como base conceptual el hecho de que la obesidad es, a su vez, consecuencia de una enorme cantidad de factores.

La ecuación inversa, es decir, considerar la obesidad como causa y por lo tanto ubicarla como primer objetivo, ha sido practicada durante años y los resultados han sido y siguen siendo poco exitosos. Atender en primer lugar la reducción de peso y no el cambio de hábitos, sería un error estructural: se obviaría el origen multifactorial del problema. Se insistiría en el equívoco de considerar a la obesidad como una enfermedad individual y orgánica, y no como una enfermedad ecológica, evolutiva y sociocultural.

Una persona está recuperada cuando cambia sus hábitos. Esto quiere decir que puede comer menos, mejor y no sufrir al hacerlo. Y puede moverse más, mejor y disfrutarlo. En lugar de enfocar el tratamiento a defenderse de la enfermedad, como suele concebir el modelo hegemónico de la atención médica, nuestra propuesta es vivir saludablemente.